Dr. Kati Ernst • Kristine Zeller

Lifestyle of Longevity

Dr. Kati Ernst und **Kristine Zeller** sind Unternehmerinnen und Gründerinnen von ooia, einem erfolgreichen Startup, das innovative Produkte für Frauen entwickelt. Durch ihre jeweiligen medizinischen Diagnosen haben sie vor Jahren zum Thema Longevity gefunden und sind die Hosts des erfolgreichsten Longevity Podcasts in Deutschland: »Lifestyle of Longevity«. In ihrem Podcast teilen sie wertvolle Tipps und Insights rund um das Thema Langlebigkeit und inspirieren Hörer*innen, ein gesundes und aktives Leben zu führen. Außerdem sind sie beide gefragte Speakerinnen.

Dr. Kati Ernst studierte in Münster, arbeitete anschließend bei McKinsey und promovierte im Bereich Social Entrepreneurship. Sie engagiert sich als Vorstandsmitglied im Startup-Verband und ist Mitglied des Advisory Boards der Business School der Universität Münster. Dr. Kati Ernst lebt mit ihrem Mann und drei Kindern in Berlin.

Kristine Zeller sammelte nach ihrem Studium der Textilbetriebswirtschaft umfangreiche Erfahrung in der Modebranche, unter anderem als Leiterin verschiedener Einkaufsabteilungen bei Zalando, einem der führenden Onlineversandhändler. Kristine Zeller lebt mit ihrem Mann und ihren beiden Töchtern in Berlin.

Dr. Kati Ernst
Kristine Zeller

LIFESTYLE OF LONGEVITY

Voller Energie in ein längeres Leben

dtv

MIX
Papier | Fördert gute Waldnutzung
FSC® C083411
www.fsc.org

Originalausgabe 2025

Tumblingerstraße 21, 80337 München
produktsicherheit@dtv.de
Umschlaggestaltung: SERIFA, Christian Otto
unter Verwendung eines Fotos von Katja Hentschel
Satz: Nadine Clemens, München
Gesetzt aus der Franziska
Druck und Bindung: CPI books GmbH, Leck
Printed in Germany • ISBN 978-3-423-28469-1

Dieses Buch ist für unsere Kinder.
Auf dass sie ein langes, glückliches und gesundes Leben leben, bei dem wir sie möglichst lang begleiten werden.

INHALT

HOW IT ALL BEGAN

UNSER START IN LONGEVITY

Es ist kalt hier. Saukalt. Genauer gesagt minus 130 °C! Wir frieren. Trotz Mütze, Bikini, Fellpuschen und Handschuhen. Mehr haben wir nicht an, sehen entsprechend merkwürdig aus. Und nein, wir sind nicht an einem Strand im Winter, sondern drinnen. In einer Kältekammer. Freiwillig. Trotzdem starren wir sehnsüchtig auf den Timer, der langsam herunterzählt. Dabei war die erste Minute gar nicht so schlimm. Im Gegenteil: Unsere Körper haben sich in der trockenen Kälte sogar irgendwie entspannt. Aber dann ging das Frieren los. Seither laufen wir in der Kammer hin und her. Wippen auf der Stelle. Und machen uns gegenseitig Mut. Wie gut, dass wir zu zweit sind. Noch immer zeigt der Timer die erlösende »0« nicht. Wir versuchen, wenigstens unsere Arme etwas wärmer zu rubbeln. Bringt aber nicht wirklich was. Und die Beine beginnen zu schmerzen. Diese verdammte Kälte, warum tun wir uns das eigentlich an? Endlich, der Countdown läuft. 10, 9, 8 ... das schaffen wir ... 7, 6, 5, 4 ... fast vorbei ... 3, 2, 1 – und raus hier! Während unsere Haut anfängt zu bitzeln, weil der Körper zurück in der Wärme die Durchblutung und den Stoffwechsel powermäßig ankurbelt, lächeln wir uns zufrieden an. Wir fühlen uns super. Fit, energiegeladen und glücklich. Was für ein großartiges Gefühl.

Was hat das nun mit langem, gesundem Leben zu tun? Muss das sein?

Wir werden später darauf eingehen, warum wir in einer Kältekammer waren. Jetzt erst einmal zu uns:

Wir sind Kati und Kristine. Wir sind seit vielen Jahren enge Freundinnen. Und nicht nur das: Wir sind auch Unternehmerinnen und haben die Female Empowerment Firma *ooia* gegründet. Wir sind Podcasterinnen des in Deutschland erfolgreichsten Longevity-Podcasts *Lifestyle of Longevity* – und nun auch Buchautorinnen. Ein Buch zu schreiben – so etwas hatten wir eigentlich nie vor. Doch die vielen positiven Reaktionen auf unseren Podcast und unseren privaten Instagram-Channels auf unsere Gesundheitsberichte haben uns motiviert. Wir haben erkannt, dass unser Thema, unsere Leidenschaft für Longevity auch für viele andere Menschen interessant ist. Und dass wir tatsächlich einen positiven Einfluss auf das Leben vieler Menschen haben können. Weil wir für sie Trends und Altbekanntes ausprobieren. Zum Beispiel indem wir in Kältekammern frieren. Und darüber erzählen, was es mit uns macht. Um diese Erfahrungen dann in den großen Kontext Longevity zu stellen, der uns seit Jahren intensiv beschäftigt und unser Leben prägt.

SOFORT-EFFEKTE DES LIFESTYLE OF LONGEVITY

Longevity? Ja, Longevity! Wir sind heute so fit wie noch nie zuvor in unserem Leben: Wir sind gesünder und stärker denn je und voller positiver Energie. Wie wir das geschafft haben? Wir haben unser Leben in vielen Bereichen verändert und auf Longevity ausgerichtet. Wörtlich übersetzt heißt das »Langlebigkeit« – im Deutschen ein sperriges Wort. Deshalb benutzen fast alle den englischen Begriff, so wie wir auch. Und was ist das? Es geht darum, mithilfe eines auf Gesundheit fokussierten Lebensstils die eigene Lebensweise in bestimmten Bereichen zu optimieren und dadurch die Lebenszeit zu verlängern und die Zeit, die man lebt, auch zum Ende hin möglichst gesund zu genießen.

Wir möchten gerne lange gesund leben.

Es gibt so viele schöne und aufregende Dinge, die wir noch

ausprobieren möchten. Jeder gewonnene gesunde Tag mehr eröffnet uns dafür neue Möglichkeiten. Allein die Vorstellung, unsere Kinder länger gesund begleiten zu können und unsere Enkelkinder aufwachsen zu sehen, ist für uns eine unglaublich hohe Motivation.

Jedoch geht es in diesem Buch nicht nur um Vorteile, die du erst in 40, 60 oder 80 Jahren spüren wirst. Denn wenn du auf einen Lifestyle of Longevity umstellst, wirst du sehr schnell Effekte bemerken:

- Mehr Energie
- Bessere Stimmung
- Gesteigertes Selbstwertgefühl
- Resilienter Umgang mit Stress
- Höhere Leistungsstärke und Belastbarkeit
- Verbesserte Verdauung
- Erholsamerer Schlaf
- Fast nie wieder ein Mittagstief
- Keine Heißhungerattacken mehr
- Weniger und kürzere Krankheitsphasen
- Mehr Glow: Deine Haut, Fingernägel und Haare sehen gesünder aus.
- Falls das eins deiner Ziele ist: Fettabbau.

Möchtest du das auch? Dann ist dieses Buch für dich!

Wir leben durch den Lifestyle of Longevity ein Leben voller Energie und Leidenschaft und möchten dich damit anstecken!

Übrigens: Es ist nie zu spät, mit dem Lifestyle of Longevity anzufangen, egal, ob du jetzt 20 oder 70 Jahre alt bist. Du wirst immer einen Effekt spüren.

Wir werden dir vier Bereiche vorstellen, in denen du – abgestimmt auf deine persönliche Lebenssituation – etwas für deine Longevity tun kannst. In deinem Tempo und mit deiner Intensität. Dazu geben wir dir viele konkrete Hacks mit auf den

Weg, die du auch in einem stressigen Alltag umsetzen kannst. Häufig verbergen sich dahinter eigentlich hochkomplexe Themen, die wir für dich in kleine Teile runterbrechen, damit du sie so schnell verstehst und nach und nach, Schritt für Schritt anwenden kannst. Und wir erklären dir, wie du deinen inneren Schweinehund statt mit eiserner Disziplin über das Lernen von Gewohnheiten in Schach halten kannst.

Parallel beschäftigen wir uns intensiv mit den weltweiten aktuellen wissenschaftlichen Forschungen, die auf das Thema Longevity zielen. Wir haben die Entwicklungen auf diesem Sektor über Jahre aufmerksam verfolgt und für dich einfach erklärt.

Wo auch immer du gerade stehst, ob du schon etwas über Longevity weißt oder nicht – wir laden dich ein, uns auf dieser Reise zu begleiten. Deshalb ist dieses Buch auch kein reines Sachbuch oder ein Ratgeber, sondern eine Mischung aus unseren persönlichen Erfahrungen, bekannten und unbekannteren Fakten, wissenschaftlichem Input und Empfehlungen. **Der Fokus liegt immer auf der möglichst einfachen Umsetzbarkeit – und darauf, sich selbst gegenüber ehrlich zu sein, was geht und was nicht.** Das ist genau das Spannende an dieser Reise: you do you – jeder Weg ist individuell. Denn den einen »richtigen« Königsweg zur Longevity gibt es nicht.

Diese Bausteine im Buch unterstützen dich auf deinem Weg:

- Zusammenfassungen am Anfang jedes Kapitels für einen schnellen Überblick
- Konkrete Hacks zur schnellen Umsetzung, selbst in einem trubeligen Alltag
- Biomarker-Boxen für die Messbarkeit verschiedener Ziele
- Unsere persönlichen Erlebnisse beim Ausprobieren der verschiedenen Maßnahmen
- Gadgets, die unterstützen können und Spaß machen (die man aber nicht braucht, um loszulegen)

Bevor es richtig losgeht, sind uns ein paar Worte vorab wichtig:

- Wir sind keine Ärztinnen und können daher keine ärztlichen Empfehlungen aussprechen. Dieses Buch ersetzt auf keinen Fall ärztliche Beratung. Was uns befähigt, so ausführlich über das Thema Longevity zu reden, ist unsere eigene jahrelange praktische Erfahrung. Wir haben fast alles, was wir dir in diesem Buch vorstellen, über Stunden, Tage, Wochen, Monate und Jahre selbst ausprobiert und uns ein professionelles Netzwerk aus Longevity-Expertinnen und -Experten aufgebaut. Auch für dieses Buch haben wir mit Fachleuten aus den Bereichen Medizin, Training, Coaching, Sport, Psychologie und Ernährung zusammengearbeitet.
- Bei manchen Dingen brauchst du aber zwingend eine ärztliche Begleitung, wie zum Beispiel für das Thema Hormonersatztherapie oder generell, wenn es um Medikamente oder Diagnosen geht. Wir haben uns bemüht, im Buch immer darauf hinzuweisen, wenn dies besonders wichtig ist. Wenn du dir aber unsicher bist oder viele Fragen bei einem Thema hast, ziehe eine Ärztin oder einen Arzt hinzu. Wir wissen allerdings, dass nicht alle Ärztinnen und Ärzte bereits den Sprung zur Longevity gemacht haben und sie sich fast ausschließlich auf die Behandlungen von bereits existierenden Krankheiten konzentrieren. In diesem Fall ist es sinnvoll, so lange weiterzusuchen, bis dich jemand ernst nimmt. Daher ist es sinnvoll, dich selbst zu dem Thema zu informieren, zum Beispiel durch dieses Buch.
- Wir fokussieren uns in diesem Buch auf Longevity-Maßnahmen, die wenig finanzielle Mittel voraussetzen. Longevity muss nicht viel Geld kosten. Nichtsdestotrotz erkennen wir an, dass andere Ressourcen wie Zeit, Raum oder Unterstützung notwendig sein können. Darauf können aber nicht alle Menschen zugreifen. Fang dort an, wo es dir möglich ist – mit den Ressourcen, die dir zur Verfügung stehen. Allerdings gibt

es manche Interventionen oder Gadgets, die aus Longevity-Gesichtspunkten vielversprechend sind und derzeit noch mit einem hohen finanziellen Investment verbunden sind. Die wichtigsten davon haben wir aufgeführt.

- Einen Großteil des Buches machen Empfehlungen aus, die für alle Geschlechter, alle Altersklassen und alle Zyklusphasen anwendbar sind. Wir sind allerdings zwei Frauen und wir wissen, dass viele unserer Lesenden auch Frauen sind. Wir haben dennoch nur *die* frauenspezifischen Themen eingebaut, die wirklich einen nennenswerten Einfluss haben. Frauen werden so häufig in der Longevity-Szene (und auch sonst in der Welt) übersehen, daher war es uns wichtig, dass das hier nicht so ist. Trotzdem sind die Themen Zyklus und Lebensphasen von Frauen kein zentrales Thema dieses Buches. Unserer Meinung nach werden Empfehlungen dadurch deutlich komplexer, haben aber einen vergleichsweise geringen weiteren Vorteil.

UNSERE HEALTH STORIES

Kati und Kristine – ein unschlagbares Freundinnen-Team? Das war nicht immer so, im Gegenteil: Als wir uns vor 15 Jahren kennengelernt haben, war es Abneigung auf den ersten Blick. Wir waren beide neu in Berlin, wurden einander bei einer gemeinsamen Freundin vorgestellt und mochten uns überhaupt nicht. Irgendwie haben wir uns sofort als Konkurrentinnen wahrgenommen: Wir waren beide stark, ehrgeizig und auf unserer feministischen Reise noch nicht so weit wie heute. Erst durch einen dummen Zufall, als wir beide – ungeplant ohne unsere gemeinsame Freundin – im selben Wellnesshotel hockten, lernten wir uns besser kennen. Wir haben gemerkt, wie ähnlich wir uns waren und welche Parallelen in unseren Leben existierten. So waren wir beide beruflich sehr ambitioniert – und es gab einfach nicht so viele andere Frauen, mit denen der Austausch darüber so interessant und auf Augenhöhe war. In diesem Moment begann unsere Freundschaft, die bis heute immer intensiver geworden ist, zumal unsere Leben einander ähnelten: Wir haben zeitgleich geheiratet, dann unsere Kinder bekommen und hatten dadurch immer gemeinsame Themen. Ob es das Zahnen der Babys war, Tipps gegen Schlafmangel, die Suche nach einem Job im Anschluss an die Elternzeit oder die Frage, wie wir Kids und Karriere unter einen Hut bekommen – wir konnten uns austauschen und gegenseitig unterstützen.

Aus dieser engen freundschaftlichen und vertrauensvollen Beziehung heraus haben wir dann unser Unternehmen *ooia* gegründet und verbringen seit über fünf Jahren auch im Job viel Zeit miteinander, das ist ein bisschen wie eine Ehe. Dadurch ist unsere Beziehung als Freundinnen noch intensiver geworden. Wir haben gemeinsam Verantwortung übernommen, stemmen schwierige Situationen miteinander, geben uns gegenseitig Stärke und Halt, feiern zusammen, wenn etwas gut geklappt hat – und freuen uns jeden Tag über die richtige Entscheidung und die unglaublich rasanten Erfolge, die wir zusammen genießen dürfen. Wir sind wirklich dankbar für die vielen Facetten dieser Freundschaft!

Das Thema Longevity ist inzwischen ein wichtiger Teil unserer Freundschaft geworden. Wir sind Longevity-Buddys: Gemeinsam befassen wir uns intensiv damit, tauschen unsere Erfahrungen aus und saugen neue Forschungen und Ansätze dazu auf wie Schwämme. Daraus ist unser gemeinsamer Podcast entstanden und nun auch dieses Buch. Warum uns Longevity so fasziniert und beschäftigt? Ganz sicher auch deshalb, weil es mit unseren persönlichen Geschichten zu tun hat.

KRISTINES HEALTH STORY

Mein Schlüsselerlebnis war mein Burnout Ende 2017. Ich habe damals bei Zalando verschiedene Einkaufsabteilungen geleitet und hatte zwei kleine Kinder. Das hat mich innerlich zerrissen; ich hatte immer das Gefühl, keiner der beiden Aufgaben gerecht zu werden. Mich selbst habe ich komplett vergessen: Ich habe nur noch gearbeitet, Kinder versorgt, geschlafen oder mich mit Netflix betäubt. Ende 2017 bekam ich dann Panikattacken und war gar nicht mehr in der Lage zu arbeiten. Ich habe dann meinen Super-Job bei Zalando gekündigt. Das war die bisher dunkelste Zeit in meinem Leben. Und um da wieder rauszukommen, brauchte ich eine Art Reset. Das habe ich erst durch eine Psychotherapie geschafft, die über mehrere Jahre ging – und mithilfe erster Longevity-Maßnahmen.

Irgendwann habe ich dann angefangen, Longevity gezielter in mein Leben zu integrieren – auch wenn ich damals den Begriff »Longevity« noch gar nicht kannte: Mein Tag begann ab diesem Zeitpunkt konsequent und täglich mit zehn Minuten Meditation und zehn Minuten Yoga. Ich habe schnell gemerkt, wie gut mir das tat, und nach und nach meine Meditations- und Sportpraxis erweitert. Bald war es mir auch ein Bedürfnis, meine Ernährung umzustellen. Und es lief großartig, da mir diese Veränderungen viel Energie und Selbstvertrauen gegeben haben.

Mitten in der Corona-Zeit 2020 fiel ich dann zusammen mit Kati in das Longevity-»Rabbit Hole«, machte also eine Art Tieftauchgang in das Universum der Longevity-Welt. Kati war aufgrund ihrer persönlichen Geschichte (die du im Anschluss an meine findest) ebenfalls richtig angefixt, und zusammen haben wir in jeder freien Minute nach Content dazu gesucht, Bücher gelesen, Forschungsergebnisse verglichen, Podcasts gehört und diskutiert. Gleichzeitig haben wir nach und nach Dinge ausprobiert, sie wieder verworfen oder in unsere Leben übernommen, wenn wir sie gut und praktikabel fanden. So haben sich bei mir Schritt für Schritt die Bereiche Bewegung und Sport, Ernährung, mentale Gesundheit und Erholung verändert. Und weil es zu Anfang immer nur kleine Anpassungen waren, fiel mir dieser Weg nicht so schwer, wie es vielleicht klingt.

Irgendwann habe ich dann in meiner Begeisterung für Longevity damit begonnen, auf meinem privaten Instagram-Channel davon zu erzählen. Viele Menschen haben sich dafür interessiert und Fragen gestellt – was im Januar 2024 zu Katis und meinem gemeinsamen »Lifestyle of Longevity«-Podcast geführt hat.

Fünf Dinge, die ich durch meinen Lifestyle of Longevity erreicht habe und die mich stolz machen:

- *Ich kann 5 Klimmzüge.*
- *50 Prozent meines Körpergewichts sind Muskelmasse – ich fühle mich stark.*
- *Ich habe eine hohe Resilienz – feel all the feelings.*
- *Ich nehme mir Zeit für Erholung und priorisiere Schlaf (täglich ca. 7 bis 8 Stunden).*
- *Ich lebe leidenschaftlich gerne ein Leben voller Genuss.*

KATIS HEALTH STORY

Bei mir fing die Begeisterung für das Thema Gesundheit erst ein paar Jahre später an als bei Kristine. Ich erinnere mich noch gut daran, wie sie auf unseren gemeinsamen Geschäftsreisen früh aufgestanden ist, um Yoga zu machen und zu meditieren. Ich hingegen habe lieber noch eine Runde weitergeschlafen. Was mir damals noch nicht bewusst war: Ich hatte mich zu dieser Zeit seit bestimmt zehn Jahren selbst nicht zur Priorität gemacht und meine Gesundheit massiv vernachlässigt. Ich hatte schon wirklich sehr viele Jahre lang einfach keinen Sport getrieben, mich komplett mit der Arbeit, den Kids und ganz vielen anderen Sachen beschäftigt – nur nicht mit mir und meiner Gesundheit. Und irgendwann, es war während der Corona-Krise, als die ersten Corona-Risikofaktoren bekannt wurden und auch Übergewicht und das metabolische Syndrom dazu zählten, musste ich mir eingestehen, dass ich in diese Kategorie fiel. Das hat mir damals große Angst gemacht. Hinzu kam bei mir so ein Moment, in dem ich mit den Kindern auf dem Boden gespielt habe und mir das Aufstehen schwerfiel. Ich kam zwar hoch, aber es fühlte sich an, als wäre ich eine alte Frau. Und dann dachte ich: Das kann doch eigentlich nicht sein! Ich bin Ende 30 und habe Probleme damit, vom Boden aufzustehen? Und zeitgleich bemerkte ich, dass mein Herz irgendwie immer mal stolperte und ich mich ein bisschen komisch fühlte – ein Schlüsselerlebnis für mich. Denn mir fiel auf, dass ich doch eigentlich alles selbst in der Hand hatte: eine eigene Firma, in der ich meine Zeit gestalten konnte, und ein Familienleben mit viel Freiheiten, weil mein Partner gleichberechtigt mitmachte. Also lag es doch an mir selbst, mir die Zeit zu nehmen und damit zu beginnen etwas zu verändern.

Ich fing also an, einfach 10 bis 15 Minuten am Morgen auf dem Pelotonrad zu trainieren, Tendenz steigend. Am Ende des Jahres hatte ich tatsächlich jeden Tag trainiert und mein tägliches Pensum auf 30 Minuten gesteigert. Ich war stolz und hatte das Gefühl, dass es meinem Herz besser ging und ich ein bisschen beweglicher geworden war. Zum ersten Mal habe ich mich dann getraut, zu einem Arzt zu gehen und einen Check-up machen zu lassen. Das Herz war okay – aber er eröffnete mir, dass ich eine beginnende Fettleber hatte. Das war für mich ein Riesenschock! Zum Glück, das erfuhr ich damals von meinem Arzt, war das Problem Fettleber reversibel, ich konnte es also verändern – vorausgesetzt, ich würde Fett abbauen.

Zugegeben: Ich hatte überschüssiges Fett an meinem Körper. Aber ich war ästhetisch überhaupt nicht unzufrieden. Ich mochte mich, wie ich war. Doch ich hatte nicht erkannt, was der Zustand meines Körpers für meine Gesundheit bedeutete. Also was das zusätzliche Fett, das ich mit mir rumgetragen habe, jetzt schon für Auswirkungen auf meine Organe hatte. Das war mir neu. Und ein Wachrüttler.

Mir war sofort klar: Sport hatte ich ja schon angefangen, aber ich brauchte eine ganzheitlichere Umstellung meines Lebens, eine echte Lifestyle-Veränderung. Ich habe das in Angriff genommen, verschiedene neue Routinen ausprobiert und zahlreiche behalten – und dann tatsächlich innerhalb eines Jahres 20 kg abgenommen. Inzwischen fokussiere ich mich mehr auf das Thema Muskelaufbau und generelle Beweglichkeit als auf Fettabbau.

Diese gesunde Lebensumstellung, die auf meine Longevity einzahlt, ist für mich zu einem riesigen Hobby geworden, das ich ehrlicherweise mit total viel Freude ausübe, weil es sich gar nicht so anfühlt wie Riesenverzicht oder Rieseneinschränkungen. Im Gegenteil: Mein Leben ist reicher und ausgeglichener, als es vorher war.

Fünf Dinge, die ich durch meinen Lifestyle of Longevity erreicht habe und die mich stolz machen:

- *Ich habe 20 kg Fett abgebaut und bin dadurch viel mobiler, habe eine gesunde Leber etc.*
- *Ich kenne das Gefühl, tagsüber müde zu sein, nicht mehr.*
- *Ich kann nun alle Abenteuer mit den Kids gemeinsam machen: Ich kraxele mit ihnen zu Wasserfällen hoch oder probiere eine neue Sportart aus, die sie interessiert (letzten Sommer: Pickleball).*
- *Ich habe meine Blutwerte signifikant verbessert.*
- *Meine Gehirnleistung steigt messbar, obwohl ich schon 40+ bin.*

ZWEI WEGE, EIN ZIEL

Weswegen erzählen wir dir hier unsere persönlichen Geschichten? Was kannst du daraus mitnehmen oder für dich ableiten? Eigentlich ist es ganz einfach: Wir möchten dir zeigen, dass es ganz unterschiedliche Gründe dafür geben kann, den eigenen Lebensstil zu verändern – und auch verschiedene Wege zu diesem Ziel. Das Spannende dabei ist das Resultat, das nämlich auch bei uns am Ende ähnlich war: Bei Kristine lief die Entwicklung hin zu mehr Bewegung, Wohlbefinden und einer Ernährungsumstellung über die psychische Schiene des Burnouts, während bei Kati eher ein körperliches Thema zugrunde lag. Beide Wege haben uns dazu veranlasst, uns und unseren Lebensstil zu hinterfragen. Am Ende ist alles wichtig: Körperliche Gesundheit allein führt nicht zu Longevity. Es reicht eben nicht, eine heile Hülle zu besitzen, wenn darin ein kranker Geist wohnt. Und genauso, wie der Ursprung oder der Anstoß zur Veränderung aus beiden Richtungen kommen können, liegt die Lösung auch immer in beiden Bereichen: **Für ein gesundes und langes Leben brauchst du einen gesunden Körper und einen gesunden Geist** – beweglich, gut versorgt, erholt, emotional ausgeglichen und glücklich.

Was wir dir auch noch mitgeben möchten: **Warte nicht auf irgendwelche einschneidenden Erlebnisse, ehe du über deinen Lifestyle nachdenkst, so wie es bei uns war.** Es ist nämlich viel entspannter, aus einer vergleichsweise normalen Lebenssituation heraus Dinge zu verändern. Vielleicht möchtest du zunächst nur mehr Energie im Alltag? Oder besser schlafen? Oder Fett abbauen? Auch das sind Facetten von Longevity.

Wir garantieren dir: Schon kleine Schritte bringen unglaublich viel! Freu dich darauf, dein Leben bewusst selbst in die Hand zu nehmen, auf mehr Energie im Alltag, auf ein neues Bild von dir selbst, auf mehr Gesundheit, Wohlbefinden und Stabilität. Und nein, du musst keine Angst vor dieser Umstellung haben, sie wird etappenweise geschehen, denn alles auf einmal zu verändern, funktioniert nicht, das siehst du auch in unseren eigenen Geschichten. Auch wir haben ganz klein angefangen und dann den Lifestyle of Longevity Schritt für Schritt immer mehr in unseren Alltag integriert. Genau dabei möchten wir dich begleiten.

WHAT
THE
LONGEVITY?

ICH WEISS NICHT MAL, WIE MAN DAS AUSSPRICHT

Longevity – bitte was? Bevor wir dir jetzt erzählen, wie das mit dem Lifestyle of Longevity funktioniert, müssen wir ein paar Begrifflichkeiten klären. In diesem Kapitel erfährst du daher, was Longevity eigentlich bedeutet, wo der Trend herkommt und was das für unsere Zukunft als Menschen bedeuten kann. Außerdem reden wir darüber, wie alt Menschen heute und in Zukunft werden können, über das biologische Alter – und wie es sich vom chronologischen Alter unterscheidet. Und wir vergleichen zwei unterschiedliche Longevity-Ansätze: den pharmakologisch unterstützten und den Lifestyle-basierten, auf den wir in diesem Buch unseren Schwerpunkt legen. Dieses Kapitel ist deshalb so wichtig, weil wir hier die Grundidee für unseren Longevity-Ansatz herleiten: nämlich das biologische Alter möglichst gering zu halten, um lange gesund zu bleiben.

LONGEVITY – WAS IST DAS?

In unserer Einführung ist das Wort bereits ein paarmal gefallen – synonym benutzt mit dem deutschen Wort »Langlebigkeit«. Und das stimmt zunächst auch, befragt man Übersetzungsprogramme oder Wörterbücher. Gemeint ist damit heute aber mehr: Es geht um das Streben danach, ein möglichst langes, aber eben nicht nur langes, sondern auch ein gesundes und erfülltes Leben zu führen. Eine offizielle Definition bietet zum Beispiel das Max-Planck-Institut (MPI), das Langlebigkeit als Fähigkeit beschreibt, »ein langes Leben zu führen, das über das artspezifische, durchschnittliche Sterbealter hinausgeht. Langlebigkeit kann als die durchschnittliche Lebensdauer unter idealen Bedingungen betrachtet werden.« »Unter idealen Bedingungen« meint in diesem Kontext vor allem körperlich und geistig gesund – und damit bewegt sich diese Definition deutlich in Richtung des Trends Longevity, der aus den USA zu uns herübergeschwappt ist. Genau deshalb verwenden wir auch die englische Version und sprechen von Longevity – ausgesprochen wird es so: »longdschäviti« oder in Lautsprache *lɒn'dʒevɪti* – wobei das Wort zu Beginn schon ein kleiner Zungenbrecher sein kann.

Langes Leben allein ist nicht erstrebenswert. Möchtest du 100 Jahre alt werden oder mehr, wenn du dabei unter beträchtlichen Bewegungseinschränkungen, Krankheiten oder psychischen Störungen leidest? Die meisten Menschen nicht: Fragt man, ob so ein langes Leben angestrebt wird, kommt häufig eine Antwort wie »Oh Gott, so lang will ich gar nicht leben«.

Meistens geht das einher mit der Bemerkung, dass man dann ja zwangsläufig viele Jahre krank ist. Und wer will das schon? Dahinter verbirgt sich die Vorstellung von vermeintlich typischen alten Menschen, die gebrechlich sind, tatterig und unter immer mehr Krankheiten leiden.

Deswegen unterscheiden wir auch zwischen »Lifespan« und »Healthspan«, also der reinen Lebensspanne auf der einen und dem Zeitraum, in dem man gesund bleibt und es Spaß macht zu leben, auf der anderen. Dazu gibt es übrigens eine spannende Studie der Weltgesundheitsorganisation (WHO) aus dem Jahr 2022, in der die durchschnittliche Lebenserwartung von in den USA geborenen Personen bei 77,5 Jahren liegt. Die Anzahl der Jahre, die sie in voller Gesundheit leben, wird mit nur 66,1 Jahren angegeben. **Das bedeutet plus/minus zehn Jahre lang ein Leben mit eingeschränkter Lebensqualität, weil sie Krankheiten haben, weil sie psychisch oder körperlich krank sind.** Lies das noch einmal: Wenn du so lebst wie der Durchschnitt der westlichen Bevölkerung, ist die Wahrscheinlich sehr groß, dass du die letzten zehn Jahre deines Lebens in Krankheit verbringen wirst! Diese Schere wird in Zukunft noch weiter aufgehen, wie eine Prognose der bis 2050 angelegten Lancet-Studie aus dem Mai 2024 zeigt: Demnach wird unsere Lifespan um 4,5 Jahre zulegen, während unsere Healthspan nur um 2,6 Jahre wächst.

Wenn wir nach Deutschland schauen, wird laut Statistischem Bundesamt ein Mann derzeit im Durchschnitt 78,2 Jahre alt, eine Frau 83,0. Wir werden also älter als die in den USA Geborenen, und die Frauen werden älter als die Männer. Allerdings gibt es dazu keine vergleichenden Studien zu Healthspan und Lifespan wie in den USA. Wir haben lediglich eine Dokumentation des Deutschen Bundestages zur Lebenserwartung und deren ökonomischen Folgen aus dem Jahr 2022 gefunden, in der wieder auf die amerikanische Forschung verwiesen wird.

Ganz offensichtlich ist das Thema bei uns also noch nicht richtig angekommen.

In den USA ist es vor allem der Arzt Dr. Peter Attia, der sich mit dem Thema Longevity – und damit auch der Annäherung von Lifespan und Healthspan – intensiv befasst. Er hat vor Jahren schon die digitale Plattform *Early Medical* ins Leben gerufen, über die er individuelle Maßnahmen zur Longevity zusammenstellt. Außerdem betreibt er mit *THE DRIVE* einen extrem erfolgreichen Gesundheits-Podcast und schreibt regelmäßig für das Magazin *Aging*. Attia geht davon aus, dass unser Körper unter optimalen Bedingungen viel länger leben könnte, als das heute durchschnittlich der Fall ist. Zur Bekräftigung dieser These kann man auch das Beispiel von Charlotte Kretschmann nennen, die im August 2024 in ihrem Heimatort in Baden-Württemberg im Alter von 114 Jahren gestorben ist – und zwar ohne gravierende gesundheitliche Beeinträchtigungen. Nicht umsonst ging das durch alle Medien. Es geht also, nur wie?

Dr. Peter Attia macht das in einer Grafik deutlich, in der er zwischen »medicine 2.0« als gängige medizinische Behandlungspraxis von Erkrankungen auf neuestem Stand der medizinischen Forschung und »medicine 3.0« als Medizin plus deutlich mehr Prävention zum Erhalt der Lebensqualität unterscheidet. Und er kommt zu dem spannenden Ergebnis, dass wir – frei übersetzt – unserer Gesundheit in der Lebensmitte durch medicine 3.0 ordentlichen Schwung geben und sie sogar verbessern können im Vergleich zu medicine 2.0! **Seiner Meinung nach können wir durch seinen zusätzlichen präventiven Ansatz, also einen Lifestyle of Longevity, der einsetzt, bevor Krankheiten ausbrechen, bis weit in unsere Siebziger- und Achtzigerjahre hinein und möglicherweise darüber hinaus körperlich und kognitiv fit bleiben.** Ist diese Vorstellung nicht aufregend?

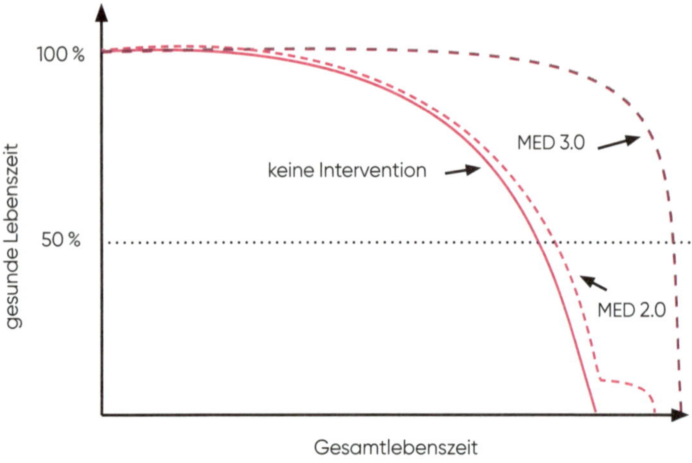

Abb. 1: Gesamtlebenszeit und gesunde Lebenszeit bei Medizin 2.0 gegenüber Medizin 3.0, aus: Peter Attia, Outlive

EINE NEUE SICHT AUF DAS ALTER(N)

Wir altern alle. Und rein chronologisch auch alle gleich schnell. Und trotzdem bedeutet Alter nicht gleich Alter!

In der Medizin und Altersforschung unterscheidet man seit Langem zwischen zwei Arten von Alter: dem chronologischen und dem biologischen Alter. Der entscheidende Unterschied: Das chronologische Alter bezeichnet lediglich die bisherige Lebensdauer und verrät nichts über den tatsächlichen Zustand eines Körpers. Trotzdem ist diese Art des Alters genau jene Information, die meistens in Studien oder Forschungen einfließt, wenn nach Altersgruppen aufgeteilt wird.

Es macht Sinn, genauer hinzuschauen und sich mit dem biologischen Alter von Menschen zu befassen. Das Max-Planck-Institut nennt in diesem Zusammenhang Indikatoren unseres menschlichen Körpers, die über seinen Zustand mehr aussagen können als ein Kalendereintrag. Die Rede ist von sogenannten Biomarkern des Alterns.

UNSERE LONGEVITY-BIOMARKER

»Biomarker« ist ein Oberbegriff für ganz unterschiedliche Werte, Merkmale und Eigenschaften, um den Zustand eines Körpers, seinen Gesundheitsstatus, Krankheiten oder Behandlungserfolge festzustellen, zu messen und vergleichen zu können. Typische Biomarker sind zum Beispiel Hormone, der Blutdruck oder klassische Laborwerte. Auch wir arbeiten in diesem Buch mit Biomarkern, genauer gesagt mit Longevity-Biomarkern.

Deine Longevity-Biomarker sind Vitalwerte oder Merkmale deines Körpers, die du gut messen kannst.

Wir zeigen dir immer dann, wenn ein neuer Biomarker eingeführt wird, wie du ihn konkret messen und monitoren kannst.

Nur was tun, wenn ein Biomarker nicht so ist, wie du es dir wünschen würdest? Nimm deine Gefühle ernst: Du darfst erstmal enttäuscht, besorgt, verwundert, wütend etc. sein. Unser Mantra »Wissen ist Macht« hilft dir vielleicht genauso wie uns dabei, auf einen produktiven Umgang mit dem Problem umzuschalten. Du hast nun ein konkretes Thema, an dem du arbeiten und/oder für das du dir Hilfe holen kannst. Du weißt jetzt, was dein Fokus für die nächste Zeit sein kann.

Praktisch bedeutet es, dass unser chronologisches Alter eigentlich egal ist, wenn wir biologisch jung bleiben! Wenn du dich also auf deine körperliche und emotionale Gesundheit fokussierst – und genau das zeigen wir dir in diesem Buch –, wird das positive Auswirkungen auf dein chronologisches Alter haben: Du wirst vermutlich länger gesund leben.

STERBERISIKO

Wer über das Thema Altern spricht, kommt am Sterben nicht vorbei. Im Kontext von Longevity fällt hier immer wieder der Begriff »Sterberisiko« – vor allem in Studien. Deshalb hier eine kurze Definition:

Das Sterberisiko beschreibt die statistische Wahrscheinlichkeit, mit der unser Tod in einem Lebensjahr eintritt. Die Statistik erfasst in diesem Kontext allerdings alle Todesarten einer Altersgruppe – neben (altersbedingten) Erkrankungen also auch Unfälle etc.

Da unsere Lebenserwartung seit Jahren steigt, sinkt unser Sterberisiko gleichzeitig. Und indem wir einen Lifestyle of Longevity leben und so dem biologischen Alterungsprozess durch ein gesundes Leben entgegentreten, verringern wir das Sterberisiko in dieser Lebensphase ebenfalls. ■

Biomarker Biologisches Alter

Wenn du dein biologisches Alter kennst, hast du einen Wissensvorsprung: Denn mit dem biologischen Status quo kannst du arbeiten und gegensteuern.

Wie kannst du dein biologisches Alter ermitteln?

Forschende haben sich immer wieder darum bemüht, Messsysteme fürs biologische Alter zu entwickeln – bis hin zu Selbsttests und Fragebögen für daheim, die verschiedene Gesundheitsdaten abfragen und auf Wahrscheinlichkeiten beruhen. Einige Krankenkassen bieten diese Selbsttests auf ihren Websites an. All diese Tests für dein biologisches Alter sind nur eine erste grobe Einschätzung und können zwischen den verschiedenen Anbietern stark schwanken. Wenn du dein biologisches Alter etwas mehr wissen möchtest als mit den oben genannten Fragebögen möglich, musst du medizinisch tiefer einsteigen.

Wir stellen dir hier kurz die vier bekanntesten medizinischen Ansätze der verschiedenen Tests vor, ohne dabei zu sehr ins Detail zu gehen:

- Pulswellenanalyse
- Telomerlänge
- Epigenetische Uhr nach Horvath
- Organtests

Pulswellenanalyse

Die Pulswellenanalyse funktioniert wie das Blutdruckmessen über eine Manschette am Oberarm und kann dir erste Hinweise geben. Ein sogenannter Arteriograph misst dann die Geschwindigkeit, mit der sich der Puls durch die Arterien bewegt. Eine höhere Pulswellengeschwindigkeit kann ein Anzeichen für steifere Arterien sein, was ein Risiko für Bluthochdruck und andere Herz-Kreislauf-Erkrankungen bedeuten kann. Unsere Empfehlung: Kann man machen, ist aber nur eingeschränkt aussagefähig, da es hier ja nur um das Herz-Kreislauf-System geht.

Messen der Telomerlänge

Telomere sind die Schutzkappen der Chromosomen am Ende der DNA. Sie werden bei jeder Zellteilung ein wenig kürzer, also je älter, desto kürzer. Diese Länge kann man messen – und daraus ein biologisches Alter ableiten. Das System ist allerdings nicht sehr genau und hat Varianten von ungefähr zehn Jahren. Seit 2013 ist es daher von der »epigenetischen Uhr« abgelöst worden.

Epigenetische Uhr

Das Messsystem basiert auf einem Algorithmus des Biostatistikers Steve Horvath. Er kann damit über bestimmte Marker, die er in Speichel-/Blutzellen findet, das biologische Alter auf plus/

minus 3,6 Jahre genau berechnen. Dazu untersucht er chemische Veränderungen in der DNA (sogenannte Methylierungen), die durch Umweltfaktoren oder den Lebensstil zustande kommen. Seit 2018 gibt es dieses Verfahren auch in Form von Selbsttests, die angeblich noch genauer sein sollen als Horvarths ursprüngliche Messungen und das biologische Alter um ein bis zwei Jahre präziser bestimmen. Sie sind allerdings mit 200 bis 400 Euro sehr teuer. Sie wurden inzwischen sogar auf Menschen in unterschiedlichen Kulturkreisen angepasst, was Umwelteinflüsse und Lebensstil betrifft.

Organtests

Organtests gelten heute als State of the Art, um das biologische Alter zu ermitteln. Die Bestimmung des biologischen Alters durch Organtests umfasst verschiedene Verfahren, die die Funktionsfähigkeit, Elastizität, Stoffwechselaktivität und Struktur der Organe messen. Ein Forschungsteam um den US-Amerikaner Hamilton Se-Hwee Oh an der renommierten Stanford University in Kalifornien konnte nachweisen, dass unsere Organe offenbar unterschiedlich schnell altern – und folglich auch unterschiedlich stark auf unser Sterbe- und Krankheitsrisiko einzahlen. (Ein »junges« Herz-Kreislauf-System, gesunde Lungen oder eine starke Leber können das biologische Alter senken, während geschädigte oder belastete Organe es erhöhen.) So besaß jede fünfte Person ein Organ, das schneller als die anderen gealtert war – und damit das schwächste Glied in der Kette war und negativen Einfluss auf das biologische Alter hatte. Die Forschung steckt hier allerdings noch in den Kinderschuhen. Immerhin hat man damit begonnen, nach Zielstrukturen für Medikamente zu suchen, die betroffene Organe irgendwann einmal wieder in einen jüngeren Zustand versetzen können. Von daher werden wir die Organtests im Auge behalten.

Unser Fazit für dich: Obwohl wir häufig nach unserem biologischen Alter gefragt werden und Tipps für verschiedene Anbieter geben sollen, finden wir das für Longevity gar nicht so wichtig, weil oft konkrete Handlungsempfehlungen fehlen und das Vorliegen einer bloßen Zahl nichts verändert. Es ist nice to have, mehr nicht. Es kann allerdings interessant sein, immer mal wieder dein biologisches Alter zu messen, um Tendenzen und Auswirkungen deines Lifestyle of Longevity zu erkennen. Es ist aber auf keinen Fall eine Voraussetzung dafür, um in deinen Lifestyle of Longevity einzusteigen. Anders sind Organtests, denn diese geben sehr spezifische Anhaltspunkte, sind allerdings für die meisten Menschen nicht erschwinglich.

EXTREMBEISPIELE FÜR BIOLOGISCHE JUGEND

Die Daten sind mit Vorsicht zu genießen, da es sich um eigene Angaben handelt, und sind trotzdem eine Randnotiz wert: das biologische Alter von bekannten Longevity-Vorreiterinnen und -Vorreitern.

- **Bryan Johnson, Unternehmer und Longevity-Papst,** chronologisches Alter 47 Jahre – biologisches Alter (einzelne Organe) Herz 37 Jahre, Haut 28 Jahre, Lungen 18 Jahre – und Funfact: nächtliche Erektionen wie ein Teenager! Das ist nämlich auch ein Indikator für Longevity bei Männern.
- **David Sinclair, Longevity-Forscher,** chronologisches Alter 54 Jahre – biologisches Alter 44 Jahre
- **Tina Woods, Unternehmerin im Gesundheitswesen und GF Business for Health, London,** chronologisches Alter 60 Jahre – biologisches Alter 50 Jahre, Gehirn 35 Jahre
- **Dr. Mark Hyman, Gründer des UltraWellness Center in Massachusetts und Autor,** chronologisches Alter 63 Jahre – biologisches Alter 43 Jahre

ZWEI WEGE ZU LONGEVITY

Es gibt zwei verschiedene Ansätze zu Longevity: einen Lifestyle-basierten Zugang und einen pharmakologisch basierten Weg. Du ahnst sicher schon, welchen Weg wir mit dem Buch einschlagen, aber fangen wir mit dem pharmakologischen Ansatz an.

DARAUF SETZT DER PHARMAKOLOGISCHE ANSATZ

Pharmakologisch unterstützte Longevity konzentriert sich auf Medikamente, die den typischen Kennzeichen des Alterns in unseren Organen und Zellen entgegenwirken. Einige prominente Vertreter des pharmakologisch unterstützten Ansatzes sind der australische Biologe und Genetikprofessor David A. Sinclair und der amerikanische Autor und Lifestyleguru Dave Asprey. Beide nutzen erstaunlich große Mengen pharmakologischer und medizinischer Anwendungen, um vor allem auf diesem Weg Longevity zu erreichen – häufig sogar schon dann, wenn sie sich in der Testphase befinden, wie Medikamente und Anwendungen, die entweder noch gar nicht oder noch nicht in Langzeitstudien erforscht sind (wie zum Beispiel das Medikament Rapamycin, auf das wir im letzten Kapitel auch noch eingehen werden).

Und es gibt natürlich auch Rückschläge: So stellen sich einige Pharmaprodukte für Longevity nach einiger Zeit als nicht so wirksam heraus wie gedacht. Auch kommt es manchmal zu Unverträglichkeiten, Schwierigkeiten bei der Beschaffung oder extrem hohen Kosten.

Uns alle verbindet die Hoffnung auf die magische Pille, die unser Leben schneller verlängert, als die kalendarische Zeit voranschreitet.

Wahr ist: Pillen zu schlucken, ist natürlich viel bequemer, als den eigenen Lebensstil umzustellen! Aber wahr ist eben auch, dass es hier definitiv Geduld braucht: Denn der aktuelle Stand der Forschung ist sich ziemlich einig darüber, dass wir noch mindestens 30 bis 40 Jahre von einem pharmakologischen Durchbruch entfernt sind, falls dieser überhaupt jemals kommt. **Wir können uns also nicht auf die magische Pille verlassen, der einzig erfolgreiche Weg, um länger und gesünder zu leben, ist ein Lifestyle of Longevity, deshalb ist er auch der Fokus dieses Buches.**

Da der pharmakologisch unterstützte Ansatz in Sachen Longevity jedoch ein zusätzliches Arsenal an Möglichkeiten bietet und sich beide Varianten nicht per se ausschließen, gehen wir darauf in unserem letzten Kapitel noch etwas genauer ein.

DARAUF BAUT LIFESTYLE-LONGEVITY

Ein großer Aha-Moment für uns: Fast deine komplette Longevity liegt in deiner Hand. Nur schätzungsweise 10 bis 15 Prozent unserer Lebensqualität und -dauer sind genetisch bestimmt. Das heißt, dass wir es zu 85 bis 90 Prozent durch unseren Lifestyle selbst in der Hand haben!

Wir sind also fast komplett selbst für unsere Longevity verantwortlich und können auf sie einwirken.

Bei Lifestyle-Longevity geht es im Wesentlichen darum, den eigenen Lebensstil zu verändern, um gegen das biologische

Altern vorzugehen – wie genau das geht, ist Hauptgegenstand dieses Buches. Prominente Vertreter sind der amerikanische Mediziner Dr. Peter Attia, den wir dir schon vorgestellt haben. Ebenfalls ein Freund des Lifestyle-Ansatzes ist der australische Ernährungsberater und Physiotherapeut Simon Hill. In seinem Podcast spricht er vor allem über das Thema Ernährung und setzt sich für pflanzenbasierte Ernährungskonzepte ein.

MEHR ALS »EINFACH NUR GESUND LEBEN«

Wir werden immer wieder gefragt, was Longevity eigentlich von »einfach nur gesund leben« unterscheidet. Es gibt drei wesentliche Aspekte, in denen sich Longevity von »einfach nur gesund leben« abhebt:

LANGES LEBEN STATT MAXIMALER PERFORMANCE ODER SCHÖNHEITSIDEALE

Beim Lifestyle of Longevity zielen die Maßnahmen ausschließlich darauf ab, deinen Körper und den Geist möglichst lange möglichst gesund und resilient zu halten – und so deine Longevity zu maximieren. Es geht eben nicht darum, sportliche Höchstleistungen in einer Disziplin zu erreichen, einem angesagten Schönheitsideal zu entsprechen oder einen besonders knackigen Po zu bekommen – obwohl das ein positiver Nebeneffekt sein kann. Denk zum Beispiel an einen Trainingsplan: Der Longevity-Trainingsplan unterscheidet sich grundlegend von dem eines Menschen im Hochleistungs- oder im Freizeitsport. Wer Leistungssport betreibt, will im Wettkampf besonders gut performen. Wer in seiner Freizeit sportelt, geht vielleicht gerne ins Fitnessstudio, um seinen Körper nach gewissen Vorstellungen zu formen. Unser Longevity-Trainingsplan ist ganz anders und darauf ausgerichtet, zum Beispiel möglichst viele essenzielle Muskelpartien aufzubauen, die unsere Beine später so stabilisieren, dass wir Stürze vermeiden. Der Fokus ist also ein anderer – mit dem schönen Nebeneffekt, dass der Körper dadurch trotzdem leistungsfähiger und trainierter wird.

IT'S A MARATHON, NOT A SPRINT

Einmal ehrlich: Wie oft hast du schon damit angefangen, dein Leben gesünder zu gestalten, indem du beispielsweise auf Süßigkeiten und Alkohol verzichtet hast, dreimal pro Woche joggen gegangen bist oder indem du mit irgendeiner Diät dein Gewicht in den Griff bekommen wolltest? Und Hand aufs Herz: Wie lange hast du das tatsächlich durchgehalten?

Die meisten Menschen, die wir das fragen, zucken an dieser Stelle mit den Schultern oder seufzen tief. Denn natürlich schaffen es die wenigsten, bei solchen Aktionen konsequent am Ball zu bleiben. Und das hat auch einen Grund: Sie drehen an einer einzigen oder vielleicht auch an zwei Schrauben ihres Lebensstils – und das sehr massiv –, während das Gesamtpaket sich nicht verändert. Das hält kein Mensch durch, weder körperlich noch mental. Mit dem frustrierenden Ergebnis, dass häufig nach ein paar Wochen oder Monaten alles wieder beim Alten ist.

Wenn du dich für den Lifestyle of Longevity entscheidest, geht es nicht darum, möglichst schnell und durchschlagend alles zu verändern! Im Gegenteil: Damit kämst du nicht weit. Du hältst die Veränderungen genau dann durch, wenn du in kleinen, machbaren Schritten vorgehst, die du so unkompliziert in deinen Alltag integrieren kannst, dass du dich schnell daran gewöhnst. Das geht nur mit Anpassungen, die zu dir passen, sich gut anfühlen und im besten Fall Spaß machen. Genau das haben wir selbst erlebt und erkannt. Denn eins ist klar bei diesem

Thema: Um etwas zu bewirken, musst du ein Leben lang durchhalten. Und das klappt eben nur, wenn es ein Match ist!

Genau an diesen kleinen Schritten der Veränderung setzen auch unsere Hacks an, die wir für dich zusammengestellt haben und die dich durch unser Buch begleiten werden. Insgesamt sind es stolze 77 Hacks geworden! Mit knackigen Titeln (die du dir gut merken kannst) bekommst du von uns konkrete Tipps für deinen Alltag, die ein Thema auf den Punkt bringen. Dadurch kannst du sie jederzeit gut abrufen und/oder unkompliziert umsetzen. Am Ende eines Kapitels findest du alle darin eingeführten Hacks noch einmal übersichtlich in Kurzform.

Warum wir dir das hier erzählen? Weil hier unser erster Hack für dich kommt!

■ **IT'S-A-MARATHON-NOT-A-SPRINT-HACK**

Hier ist erstmal nicht viel zu tun für dich, außer dir bewusst zu machen, dass du mit etwas beginnst, was dich dein Leben lang begleiten wird. Es wird Teil deines Lebens, ein ganzheitlicher Lifestyle. Du wirst dich vollständig daran gewöhnen und deshalb auch ans Ziel kommen. Nicht schnell, sondern beständig und mit viel Ausdauer.

TRACKING MACHT DEN UNTERSCHIED

Ja, es geht hier um Zahlen, Daten, Fakten. Und wir wissen, nicht alle Menschen haben Spaß daran. Wenn du dazugehörst, an dieser Stelle eine Entwarnung: Es sind keine Unmengen an Daten, und es gibt tolle Tools und Gadgets, die dir die Auswertungsarbeit abnehmen und die Daten für dich anschaulich und oft auch spielerisch darstellen. Außerdem suchst du selbst aus, wie viele Datenpunkte du sammelst und wie oft du sie dir ansehen möchtest.

Tracking ist das regelmäßige Messen und Auswerten unserer individuellen Werte, wie zum Beispiel unsere Schrittanzahl, der Blutzucker, unsere Kraft oder die Schlafqualität. Wir lieben Tracking! Es motiviert uns, weil wir so regelmäßig unsere Fortschritte sehen – und das fühlt sich sehr gut an. Und wir haben dadurch gelernt, in unseren Körper hineinzuschauen, um möglichst viele Daten über ihn und seinen Gesundheitszustand zu sammeln. Dank dieses datenbasierten Herangehens können wir auch mögliche Probleme früh erkennen und präventiv vorbeugen, bevor sie zu einer wirklichen Herausforderung werden.

Eine Analogie, die wir hier gerne benutzen, um den Sinn von Tracking auf unserer Longevity-Reise zu verdeutlichen, ist die mit einem Auto: Es wird regelmäßig gecheckt, der Ölstand wird überprüft oder die Ladekapazität der Batterie und viele Daten werden ausgelesen. Genau so ist das für uns mit dem Tracking. Wir schauen uns regelmäßig unsere Daten zum Zustand unseres Körpers an, um ihn frühzeitig zu unterstützen, zu stärken oder ein Problem anzugehen. Während bei einem Auto also möglicherweise Kühlwasser nachgefüllt werden muss, damit der Motor weiterhin gut läuft, könnten es bei dir fehlende Nährstoffe sein, die du dann supplementierst – und deren positive Auswirkung du nach einer Weile bei einer erneuten Untersuchung als Erfolg feiern kannst.

Denn darum geht es beim Tracking eigentlich: deine Erfolge sichtbar zu machen und Probleme frühzeitig zu erkennen!

Wenn du dir also konkrete Ziele setzt und sie dann verfolgst, kannst du aktiv daran arbeiten, gewisse Parameter, die wichtig für die Longevity sind, zu verbessern. Dazu können auch Kennzahlen zur Cardio-Fitness zählen, wie der VO_2max, über den wir in Teil 4 ausführlich sprechen. Am Ende geht es darum, dass du deinen Körper besser kennenlernst und irgendwann ganz genau weißt, worauf er wie reagiert. Du kannst dich auf deinen Körper verlassen – auch wenn es mal anstrengend wird oder du in eine unerwartete Situation kommst. Denn dank deiner Tracking-Gewohnheit »messen – machen – messen« ist dir zu jeder Zeit bewusst, was dein Körper schafft und voraussichtlich noch schaffen wird.

USE-IT-AS-A-TOOL-NOT-AS-A-MASTER-HACK

Nutze Tracking als Werkzeug, lass dich aber nicht davon beherrschen. Haben wir dir schon Lust auf Tracking gemacht? Im Verlauf des Buches wirst du immer wieder auf unsere Gadget-Boxen stoßen, in denen wir dir spannende Tools vorstellen, die wir sinnvoll finden oder sogar selbst nutzen. Und nein, das ist kein Werbeblock! Wir nennen stets die gängigen Hersteller, die uns bekannt sind, oder erläutern das Funktionsprinzip, ohne Firmennamen zu nennen. Uns geht es darum, dir Lust auf das Thema Tracking zu machen, und nicht darum, dir etwas zu verkaufen. Denn dein Lifestyle of Longevity ist auch ohne diese Gadgets möglich! Du brauchst sie nicht, sie machen aber Spaß, finden wir.

Allerdings gibt es natürlich auch Argumente dagegen: Es könnte zum Beispiel die Gefahr bestehen, dass du vor lauter Tracking-Euphorie verlernst, auf deinen Körper zu hören. Möglicherweise setzt dich die ständige Kontrolle auch unter Stress – und das ist definitiv kontraproduktiv! Von daher unsere Empfehlung: Egal, was du misst, erfasst oder auch daraus abliest: Use it as a tool, not as a master.

WIE LANGE MÖCHTEST DU LEBEN?

Wie alt kann ein Körper werden, wenn er optimale Bedingungen erfährt, psychisch und physisch?

Der bislang älteste Mensch der Welt, der verlässlich dokumentiert jemals gelebt hat, war wohl die Französin Jeanne Calment. Sie wurde 1875 in Arles in der Provence geboren und starb nach 122 (!) Jahren 1997. Sie hat also den Vormarsch des Automobils, beide Weltkriege und die technische Revolution eines gesamten Jahrhunderts miterlebt. Auch der derzeit älteste lebende Mensch (Stand November 2024) ist eine Frau: die Japanerin Tomiko Itooka. Sie wurde am 23. Mai 1908 geboren und ist heute 116 Jahre alt.

Interessanterweise sind nur 4 Prozent der 100 ältesten Menschen auf der Welt Männer. Und das Alter von 122 Jahren wurde nie überschritten.

Das dokumentierte Maximalalter von 122 Jahren hat sich seit Jahrzehnten nicht mehr verändert. Offenbar scheint dieses Alter die »oberste Grenze« unseres Körpers zu sein – immer vorausgesetzt, man schafft es, schwerwiegende Krankheiten zu vermeiden oder sie gut zu behandeln.

Es gibt vier Krankheitsarten, an denen die Menschen am häufigsten sterben: Herz-Kreislauf-Erkrankungen, Krebs, metabolische Dysfunktionen wie Diabetes und neurodegenerative Erkrankungen wie Alzheimer oder eine andere Form von Demenz. Dr. Peter Attia spricht in diesem Zusammenhang von den »four horsemen«, also von den vier Reitern, die es für mehr Langlebigkeit zu bändigen gilt. Er stellt fest, dass etwa 80 Prozent der Todesfälle von Menschen über 50 Jahren durch jene »four horsemen of chronic disease« zustande kommen.

Um noch älter zu werden, müssen wir also mehr tun, als unseren Körper »nur« fit und gesund zu halten: Wir müssen an den Zellen ansetzen, die für den Alterungsprozess mitverantwortlich sind. Dafür brauchen wir eine innovative neue Medizin und neue Heilungsmethoden, die durch Künstliche Intelligenz (KI) schneller und präziser greifen und in der Lage sind, unsere Zellen gezielt zu verjüngen. Das ist heute so noch nicht möglich. Dazu gibt es viel Forschung, worüber wir dir in diesem Buch immer wieder berichten.

Der Gerontologe Aubrey de Grey ist davon überzeugt, dass eine Art Hightech-Zell-Tuning im Körper möglich ist, das »die bereits bestehende Anti-Alterungs-Ausrüstung des Körpers nutzen und optimieren wird«. Seiner Meinung nach spricht nichts dagegen, dass vielleicht heute schon ein Mensch auf unserer Welt lebt, der auf diesem Weg 1000 Jahre alt wird!

Kommen wir also zur Gretchenfrage: Wie alt möchtest du werden? Bevor du darauf antwortest, lies doch einfach noch einmal in unsere Geschichte zu dieser Frage hinein!

UNSER WUNSCHALTER

Als wir immer tiefer in das Longevity-Game eingestiegen sind, haben wir uns auch irgendwann einmal gefragt, wie lange wir eigentlich leben wollen.

KATI *Ich habe mir vorgenommen, 110 Jahre alt zu werden. Mir hilft es nämlich total, so eine Zahl zu haben, weil ich mir damit immer bewusst sein kann: Okay, wie viele Jahre habe ich denn ab jetzt? Und da ich mit Anfang 40 noch lange nicht in der Mitte meines Lebens angekommen bin, eröffnet mir das viel Fantasie, wie ich die vielen verbleibenden Jahrzehnte meines Lebens ausgestalten kann, was ich noch an Abenteuern erleben werde und so weiter – das liebe ich daran.*

Aber es macht mir auch bewusst, dass mein Körper für mich jetzt fast noch 70 Jahre »halten« muss. Man geht mit sich selbst anders um, wenn es eben nicht nur noch 30 Jahre sind, sondern mehr als das Doppelte! Ich pflege meinen Körper besser und schaue, dass es ihm gut geht, denn er hat ja noch einiges zu tun.

KRISTINE *Ich habe auf die Frage am Anfang spontan mit »rund um die 100 Jahre« geantwortet. Je mehr ich mich jedoch mit dem Thema KI beschäftige, desto klarer komme ich zu einem anderen Ergebnis: Denn durch KI eröffnen sich ja so viele neue Möglichkeiten in der Medizin, dass es vielleicht sogar irgendwann möglich sein wird, ewig zu leben. Ewig, für immer! Und zwar gesund. Und da gibt es für mich in diesem Kontext einen besonders interessanten Begriff: »Longevity Escape Velocity«. Gemeint ist damit die Geschwindig-*

keit, mit der man sozusagen dem Tod entrinnen kann. Dahinter verbirgt sich der Ansatz, dass sich die Lebenserwartung schneller erhöht, als wir altern, wobei der Einsatz von KI dafür Haupttreiber ist. Computer-Algorithmen helfen ja heute schon bei der Entwicklung von Medikamenten oder der Bildauswertung in der Krebsforschung und Krebsdiagnostik. Man wird dadurch Krankheiten viel früher erkennen. Der amerikanische Futurologe Raymond Kurzweil hat sogar mal die steile These aufgestellt, dass wir ab 2030 eben diese Longevity Escape Velocity erreicht haben werden. Zwar ist das mittlerweile auf einige Jahrzehnte nach hinten verschoben worden, aber klar ist: Je früher wir damit anfangen heute gesund zu leben, desto wahrscheinlicher ist es, irgendwann in den Genuss dieser vielversprechenden Perspektiven zu kommen.

Diesen Gedanken finde ich unglaublich interessant, auch wenn noch viel Zukunftsmusik darin steckt. Trotzdem, das ewige Leben sehe ich im Moment nicht in greifbarer Nähe (und scheint mir aktuell auch nicht erstrebenswert), mir würden 120 Jahre reichen.

Also let's go – jetzt bist du dran. Nimm dir zehn Minuten Zeit und frage dich, wie alt du denn werden willst. Beantworte dir die Frage vor dem Hintergrund, dass du in Zukunft dafür Longevity-orientiert lebst. Und ja, 100 Prozent sicher ist dein Plan-Alter natürlich nicht, du kannst morgen vor einen Bus laufen oder einen anderen Unfall haben. Aber was ganz sicher ist: Du hast dadurch wirklich superschnell ein Leben mit mehr Energie, mit mehr Beweglichkeit, mit mehr Kraft, einfach mehr Lebensfreude, indem du dein Leben aktiv selbst gestaltest.

Also noch einmal unsere Frage: Wie alt möchtest du werden? Und vor allen Dingen, warum willst du überhaupt so alt werden? Das ist für dich eine ganz gute Übung, um dich bewusst mit dem Thema auseinanderzusetzen und zu schauen, auf welche Zahl du dann kommst. Schreib sie auf, denn das wird ganz sicher ein Motor für dich, so wie bei uns auch!

- **IT'S-A-MARATHON-NOT-A-SPRINT-HACK**
  Sei dir bewusst darüber, dass du mit etwas beginnst, was dich dein Leben lang begleiten wird. Es wird Teil deines Lebens, Teil deines Lifestyles. Du wirst dich vollständig daran gewöhnen und deshalb auch ans Ziel kommen. Nicht schnell, sondern beständig und mit viel Ausdauer.

- **USE-IT-AS-A-TOOL-NOT-AS-A-MASTER-HACK**
  Nutze Tracking-Tools als Hilfestellung, um in deinen Körper hineinzuschauen. Lass dich nicht von ihnen beherrschen.

THE ART OF TRICKING YOUR BRAIN

WIR GEGEN DEN SCHWEINEHUND

Eins der ersten Bücher, die wir zum Thema Longevity gelesen haben, war gespickt voll mit zig Empfehlungen für Nahrungsergänzungsmittel, Sportprogramme und Schlafoptimierungsgadgets – und beim Lesen beschlich uns nach und nach das Gefühl: »Ojemine! Wie sollen wir das alles jemals umsetzen? Das ist doch viel zu viel! Unser Leben ist doch sowieso schon so voll mit Arbeit, Kindern, Haushalt und Freunden. Das schaffen wir niemals.«

So soll es dir nicht gehen. Daher haben wir im gesamten Buch den Schwerpunkt auf die Umsetzung gelegt. In diesem Kapitel verraten wir dir das größte Umsetzungsgeheimnis überhaupt! Und zwar, wie du Prioritäten, dein Mindset und Mantren, Gewohnheiten und Planung nutzen kannst, um Platz für die Themen zu schaffen – und zeitgleich deinen Schweinehund zu besiegen. Mit vielen oft verblüffend einfachen Hacks helfen wir dir dabei, Anpassungen in deinem Alltag möglich zu machen. Und mit unserer Longevity Bucket List und unserem Monthly Plan bekommst du von uns Tools an die Hand, um dein persönliches Longevity-Protokoll zu bauen.

SCHRITT 1: MACH ES ZU DEINER PRIORITÄT!

Wir bekommen sie oft gestellt, diese Frage, wie man damit anfängt, etwas Neues, anderes in sein Leben zu integrieren. Der Tag hat nur 24 Stunden, wie soll da noch was reinpassen? Wir sind doch schon so busy und verplant. Früher aufstehen? Etwas anderes streichen?

MAKE-IT-A-PRIORITY-HACK

Setze das Thema Longevity ganz nach oben auf deine Prioritätenliste. Das ist der Anfang.

KATI *Als ich merkte, dass ich etwas an meinem Leben ändern muss, hatte ich nicht das Gefühl, zu viel Zeit zu haben. Aber ich sagte mir: »I can do hard things« – ich habe doch in anderen Bereichen auch schon Sachen geschafft, von denen ich nie gedacht hatte, dass das klappt – das wird hier auch so sein. Und ich fing dann an, indem ich mir selber 10 bis 15 Minuten am Tag für Sport geschenkt habe. Ich bin dafür etwas früher aufgestanden. Das war mein erster Schritt auf dem Weg, Longevity zu priorisieren.*

KRISTINE *Eine tiefe Erkenntnis aus meinem Burnout war, dass ich jahrelang nur meine Kinder und meine Arbeit an die erste Stelle gesetzt habe. Mein Körper hat mir dann eindringlich ein Warnsignal gesendet: So geht es nicht mehr weiter! Du musst dich selbst zur Priorität machen. Das war für mich der Start in meine ersten Longevity-Maßnahmen, wie jeden Tag Yoga und Meditation.*

Keine Frage, du musst Prioritäten setzen. Nur: Wie geht das? Gerade Frauen vergessen sich oft selbst, weil sie häufig viele zusätzliche Organisationsaufgaben rund um Partnerschaft oder Familie übernehmen. Tatsächlich gibt es eine Studie, die am King's College in London im Auftrag eines Sportartikelherstellers durchgeführt wurde und genau das belegt: So machten über die Hälfte der befragten Frauen wegen anderer Verpflichtungen weniger Sport, als sie gerne würden.

Wenn diese Punkte auch auf dich zutreffen, gibt es nur einen Ansatz: Verändere deine Prioritäten! Nimm dir vor, dich mehr um dich selbst zu kümmern. Diese Fragen können dir dabei helfen:

- Was ist wichtig, was weniger?
- Wo kann ich Zeit einsparen und für mich nutzen?
- Was mache ich eigentlich nur, weil andere es von mir wollen?
- Wobei brauche ich Hilfe von meiner Partnerin oder meinem Partner oder anderen Menschen?
- Worin kann ich weniger perfekt sein oder was muss ich weniger genau machen?
- Wo kann ich Verantwortung abgeben?

Falls dir für deine persönliche Priorisierung noch Argumente fehlen (weil sich zum Beispiel dein Umfeld daran gewöhnt hat, stets im Vordergrund zu stehen), hilft dir vielleicht der Aspekt, dass du auch etwas für die anderen tust, wenn du deine Gesundheit und Resilienz verbesserst und deinen Lifestyle entsprechend veränderst. Denn du kannst nur für andere da sein, wenn du auf dich selbst aufpasst.

Trotzdem kann es manchmal schwer sein, einen Lifestyle of Longevity zu leben, wenn das Umfeld nicht »mitzieht« oder sogar kritisch auf deine Veränderungen blickt. Hier raten wir, das Gespräch zu suchen und genauer zu verstehen, warum das

Gegenüber so kritisch ist. Oft steckt die Angst dahinter, abgehängt zu werden. Ein Gespräch kann hier viel verändern.

Was dir helfen kann, ist, eine Person zu finden, die dich auf dieser Reise begleitet.

FIND-A-LONGEVITY-BUDDY-HACK

Suche dir eine Person, die sich mit dir gemeinsam auf die Longevity-Reise begibt. Ihr könnt euch darüber austauschen, welche Probleme ihr habt, welche Produkte ihr entdeckt habt und vieles mehr. Das macht nicht nur mehr Spaß, sondern ist auch ein Korrektiv, wenn man es an der einen oder anderen Stelle eventuell übertreibt, wie vielleicht mit zu viel Sport oder zu restriktiver Ernährung.

KATI UND KRISTINE *Wir sind froh, uns als Longevity-Buddys zu haben. Unser WhatsApp-Chat ist voll mit Podcast-Tipps und interessanten Studien, die wir neu entdeckt haben. So animieren wir einander dranzubleiben, aber passen auf uns auf, damit wir das richtige Maß behalten.*

An dieser Stelle noch ein Hinweis: Falls du das liest und denkst: »Ich kann das gerade nicht zur Priorität machen«, auch nachdem du alle Fragen durchgegangen bist, sei rücksichtsvoll mit dir. Du kannst trotzdem heute schon einen ersten Schritt Richtung Longevity machen, indem du dir versprichst, nach sechs Monaten noch einmal eine Bestandsaufnahme zu machen, ob jetzt der richtige Moment gekommen ist.

SCHRITT 2: SO LÄSST DU DEIN MINDSET FÜR DICH ARBEITEN

Gut, Longevity steht nun vielleicht weiter oder ganz oben auf deiner Prioritätenliste. Nun geht es darum, aus dieser Absichtserklärung eine Haltung zu machen, damit du deine Prioritäten verinnerlichst und gar nicht mehr darüber nachdenken musst. Wir nennen das auch Mindset. **Es geht um nicht weniger als um deine neue Identität.** Wenn wir dich also beispielsweise dazu auffordern, mehr Sport und Bewegung in dein Leben zu integrieren, hilft dir dabei eine Veränderung deiner Haltung, deines Mindsets. Kultiviere ein neues Selbstverständnis. In diesem Fall: Ich bin eine aktive Person – das bin nun ich.

Für uns ist ein absoluter Schlüssel das Thema Mantren. Wir sind inzwischen riesige Fans geworden. Mantren sind Sätze, die für dich eine positive Energie besitzen und dich deshalb motivieren können. Mantren sind quasi das Vehikel für ein anderes Mindset!

LIEBLINGSMANTREN VON KATI:

- *I am an athlete.*
- *I can do hard things.*

LIEBLINGSMANTREN VON KRISTINE:

- *Movement is a privilege.*
- *I am peace amidst chaos.*

Warum das so gut funktioniert? Unser Gehirn ist formbar – ein Prozess, der als Neuroplastizität bekannt ist. Stell dir das Gehirn wie einen Trampelpfad vor: Je öfter wir denselben Pfad gehen, desto klarer wird er. Und das Beste? Das Gehirn erkennt kaum den Unterschied zwischen Realität und Vorstellung. Diese »Verwirrung« können wir für uns nutzen! Mit einem Mantra, das du immer wieder sagst, trickst du dein Gehirn sozusagen aus – und was als einfacher Satz beginnt, wird durch Wiederholung zur festen Überzeugung.

Tatsächlich gibt es sogar Studien dazu, wie ein neues Mindset Menschen dabei helfen kann, gesundheitsfördernde Maßnahmen, wie beispielsweise Fett abzubauen oder einen gesünderen Blutdruck zu erlangen, erfolgreich durchzuziehen. Eine der bekanntesten Untersuchungen dazu stammt bereits aus dem Jahr 2007: Die Harvard-Studie untersuchte anhand von 84 Zimmermädchen unterschiedlicher Hotels, inwieweit die tägliche Bewegung im Rahmen ihrer Arbeit durch ihre jeweilige Einstellung Einfluss auf ihre Gesundheit hatte. Der einen Hälfte der Teilnehmerinnen wurde während der Studie vermittelt, dass ihre Arbeit – also das Zimmerreinigen – eine gute Übung ist und auf das Konto der generellen Empfehlungen für einen aktiven und gesunden Lebensstil einzahlt, der anderen Hälfte, der Kontrollgruppe, hingegen nicht. Das Ergebnis war verblüffend eindeutig: Bereits nach vier Wochen zeigte die erste Gruppe, die sich dessen bewusst war, etwas für ihre Gesundheit zu tun, deutlich bessere Werte als die Kontrollgruppe – unter anderem bei Blutdruck, Körperfett, Taille-Hüft-Verhältnis und Body-Mass-Index. Die Frauen, die also im Kontext ihrer täglichen Arbeit ein neues Mindset entwickelt hatten, haben tatsächlich auch physiologisch eine positive Veränderung in Gang gesetzt.

■ **WRITE-IT-DOWN-HACK**

Also einfach einen neuen Satz lernen und alles ist gut? Klingt einfach, braucht aber kleine Unterstützungsmaßnahmen, um zu funktionieren, das kennen wir selbst. Was kann dir helfen, ein Mantra zu verinnerlichen?

- Ein kleiner Zettel am Badspiegel
- Eine App, wie zum Beispiel »My motivation quotes«, die selbst verfasste Mantren auf dem Handy-Screen in einem Widget darstellt.
- Ein spezielles Schmuckstück, vielleicht sogar mit einer Gravur, das daran erinnert.
- Auch wenn es hier nicht ums Aufschreiben geht, ist es doch hilfreich: positive Selbstgespräche (anstelle von »Puh, das ist nix für mich« lieber sagen »Ich kann das!«).

KATI UND KRISTINE *Wir haben uns jede ein Armband gravieren lassen mit dem Mantra »We are the key to the universe«, das wir beide jeden Tag tragen und uns daran erinnert, welche Superpower wir zusammen haben, um große Dinge zu bewegen.*

Wenn das Mantra ein Statement beinhaltet, das man nicht als Wahrheit akzeptieren kann oder will, ist sie weniger effektiv. Übertrieben positive Aussagen wie »Ich bin wunderschön« oder »Ich liebe mich selbst jeden einzelnen Tag« funktionieren oft nicht, weil viele Menschen diese Aussagen nicht wirklich glauben (können oder wollen). Ein Ansatz wie »Ich liebe mein Lächeln und mein freundliches Gesicht« oder »Ich begegne mir selbst jeden Tag mit Sanftheit« wäre hier hilfreicher.

Wichtig ist, dass du dein Mantra regelmäßig wiederholst. Dann wird aus deiner bewussten Entscheidung für deinen neuen Lifestyle irgendwann ein neues Mindset – und du wirst merken, dass das aktive Leben, so wie wir es meinen, deinem Leben neuen Schwung gibt.

SCHRITT 3: HABITS – DIE MACHT DER GEWOHNHEIT

Braucht man nicht unglaublich viel Disziplin für einen Lifestyle of Longevity? Wir sagen dazu ganz klar: »Nein.« Denn es gibt einen sehr schlauen Weg, um das lästige Thema Disziplin zu umgehen: Habits. Gemeint sind damit unsere Gewohnheiten. Also Tätigkeiten oder Bewegungen, über die wir nie nachdenken, weil sie uns im Alltag in Fleisch und Blut übergegangen sind. Sie fühlen sich nicht an wie »strenge« Aufgaben, sondern sie passieren automatisch. Genau diesen Mechanismus kannst du gezielt nutzen!

DIE KÖNIGIN ALLER GEWOHNHEITEN

Hast du heute schon Zähne geputzt? Dann geht es dir wie den meisten Menschen: Wir machen das jeden Tag, obwohl es nicht unsere Lieblingsaufgabe ist. *Aber* es ist eine Gewohnheit geworden – und es würde sich supermerkwürdig anfühlen, wenn wir es nicht tun. Wir führen keine inneren Dialoge, ob das nun sinnvoll ist oder nicht. Wir machen es einfach, weil wir daran gewöhnt sind. Das Ziel ist, dass alle gesunden Routinen den gleichen Status bekommen wie das Zähneputzen! ■

So langweilig das für dich vielleicht klingen mag: Die Macht der Gewohnheit ist ein Schlüssel zur Integration neuer Prioritäten und Mindsets in dein Leben. Warum das wirklich zutrifft, ist wissenschaftlich ziemlich gut erforscht. So hat Bas Verplanken, Sozialpsychologe und Experte für das Thema, in jahrzehntelanger Forschung herausgefunden, dass zwischen 30 und 50 Prozent unseres täglichen Handelns durch Gewohnheiten definiert werden – gewissermaßen ein Energiesparprogramm für unser Gehirn! Er konnte zeigen, dass Gewohnheiten nützlich sind, wenn sie mit unseren Zielen übereinstimmen – und energieraubend und gesundheitsschädigend sein können, wenn sie es nicht tun.

Das ist ganz schön krass: Wenn bis zu 50 Prozent unseres Handelns Gewohnheiten sind, heißt das auch, dass wir die Hälfte unserer Handlungen ausführen, ohne wirklich darüber nachzudenken. Denn die Gedankenketten oder Entscheidungen, die zuvor in uns ablaufen, sind Teil dieser Gewohnheiten, die so ganz automatisch ablaufen. Wir bemerken unsere Gewohnheiten dadurch meist gar nicht, sondern folgen ihnen einfach.

MAKE-IT-A-HABIT-HACK

Das ist deine Waffe gegen den inneren Schweinehund: Gehirn aus, Automatismus an! Mach also aus den unterschiedlichen Teilen deiner Longevity-Reise so viele eigene Routinen und Gewohnheiten wie möglich! Lass nicht von ihnen ab und verankere sie fest in deinem Tagesplan – so klein sie auch sein mögen. Und wenn du gefunden hast, was wirklich zu dir passt, kannst du diese neuen Gewohnheiten für den Rest deines Lebens durchhalten, wie es zum Beispiel mit dem Zähneputzen, der Königin aller Gewohnheiten, ja auch täglich klappt.

KATI *Ich möchte mehr Wasser trinken. Ich habe dafür eine neue Routine eingeführt: Seither trinke ich als Erstes, wenn ich morgens in die Küche runtergehe, ein Glas Wasser. Mittlerweile verlangt mein Mund danach, es ist zu einer Gewohnheit geworden. Ich muss mir das Glas Wasser dadurch nicht mehr bewusst vornehmen.*

KRISTINE *Das hier ist ein gutes Beispiel für den Stack-your-habits-Hack: Ich habe vor einiger Zeit angefangen, nach der Zahnseidenbenutzung und dem Zähneputzen meine Zunge mit einem Zungenschaber zu reinigen. Am Anfang war das noch ungewohnt, aber nun ist es für mich genauso ein Automatismus wie das Zähneputzen. Zack! Eine neue Gewohnheit ist etabliert.*

WIE LANGE DAUERT ES, BIS AUS EINER REGELMÄSSIGEN HANDLUNG EINE GEWOHNHEIT WIRD?

Hier gehen die Meinungen in der Forschung etwas auseinander: Es gibt viele ganz unterschiedliche Studien, die den Zeitraum untersuchen, den unser Gehirn dafür braucht, um aus neuem bewussten Verhalten eine feste Gewohnheit in unserem Nervensystem zu installieren, die dann unbewusst abläuft. Die Ergebnisse liegen zwischen einigen Wochen und sechs Monaten, bis sich im Gehirn entsprechende neue neuronale Verknüpfungen gebildet haben und sich damit eine Gewohnheit etabliert hat. Meistens wird ein Zeitraum von 4 bis 6 Wochen als sinnvoll erachtet, um eine neue Gewohnheit zu verankern.

Recht bekannt ist die »66-Tage-Regel«, die von der britischen Psychologin Philippa Lally aufgestellt wurde. Sie hat 2010 mit Kolleginnen und Kollegen am University College London eine Studie veröffentlicht, in deren Rahmen sie rund 100 Versuchspersonen dabei beobachtet hatte, wie lange sie dafür gebraucht hatten, um aus einer Routine eine Gewohnheit zu machen. Die Teilnehmenden hatten dabei ganz unterschiedliche Vorhaben, die sie neu in ihren Alltag integrieren wollten. Oft war das mit einigem Aufwand, Willenskraft, dem Überwinden des inneren Schweinehunds und vor allem Disziplin verbunden – und reichte von neuen Essgewohnheiten und mehr Sport bis hin zu alltäglichen Dingen wie etwa kurzen Spaziergängen.

Das Ergebnis steckt schon im Namen der Regel: Durchschnittlich dauerte es nämlich 66 Tage, bis die neuen Verhaltensweisen automatisiert und zu Gewohnheiten geworden waren. Wir formulieren das mal andersherum: Wenn du es schaffst, 66 Tage lang etwas Neues bewusst, regelmäßig und am besten auch zur gleichen Uhrzeit zu tun, ist es am 67. Tag zu deiner Gewohnheit geworden! Das Ganze klappt natürlich auch, wenn du alte Gewohnheiten durch neue ersetzen möchtest.

ATOMIC HABITS

Besonders spannend war für uns von Anfang an auch der Ansatz des weltbekannten Experten für Gewohnheitsbildung James Clear. Mit seinen »Atomic Habits« (das Buch wurde auf Deutsch mit »Die 1-Prozent-Methode« übersetzt) zeigt er, dass wirkliche Veränderungen nur aus dem Zusammenspiel zahlreicher Mini-Entscheidungen entstehen können: also jeden Tag einen Liegestütz mehr, zwei Minuten länger joggen oder morgens fünf Minuten früher aus dem Bett. Wir haben das an uns selbst getestet und festgestellt, dass es funktioniert.

KRISTINE *Atomic Habits sind ein guter Weg, Dinge ins tägliche Leben einzubauen, für die man eigentlich keine Zeit hat – oder glaubt, keine Zeit zu haben. Mir ist das mit Yoga so gegangen: Ich habe mit zehn Minuten Yoga plus zehn Minuten Meditation am Tag angefangen. Mit dieser bewussten Entscheidung für mich bin ich gerne etwas früher aufgestanden und dafür auch etwas früher ins Bett gegangen. Abends sind so oft einfach nur zehn Minuten Netflix weggefallen, also nichts Wichtiges. Meine Zeit auf der Matte habe ich dann ganz langsam gesteigert und diese Veränderung im Alltag* *kaum bemerkt. Mein Körper allerdings schon: Nach wenigen Wochen gab es kein Debattieren mit meinem inneren Schweinehund mehr – und längst sind neben Yoga auch andere Sportarten zu festen Bestandteilen meiner Morgenroutine geworden.*

Na, sind dir schon eigene Ideen gekommen, wie du deine Gewohnheiten verändern könntest – und vor allem welche? Vermutlich schon. Wir haben ein paar Dinge ausprobiert, mit deren Unterstützung es leichter fällt, neue Gewohnheiten ins Leben zu lassen, und sie für dich als Hacks formuliert.

- **SAME-HOUR-HABIT-HACK**

  Mach Dinge, die zur Gewohnheit werden sollen, immer zur selben Zeit! Dann gehören sie nach einer Weile einfach dazu und du erledigst sie ganz automatisch.

KATI *Ich nehme meine Nahrungsergänzungsmittel immer um 21:00 Uhr am Abend. Für mich ist das die ideale Zeit, da es noch nicht zu nahe am Zubettgehen ist und ich dabei viel Wasser trinken muss. Sinnvollerweise soll man ja eine Stunde vor dem Schlafengehen nicht mehr viel trinken, damit man nachts nicht unnötig rausmuss – und das passt perfekt, da ich immer um 22:00 Uhr schlafen gehe.*

KRISTINE *Da ich einen Eisenmangel in meinem Blut festgestellt habe, nehme ich immer um 12:00 Uhr kurz vor dem Mittagessen mein Eisen-Supplement. Ich habe dafür stets meine Tabletten in einer kleinen Box dabei.*

- **MAKE-IT-VISIBLE-HACK**

  Unterstütze deine neuen Routinen, indem du sie sichtbar machst. Du stolperst förmlich darüber, weil sie dir sofort ins Auge fallen. Du siehst sie und machst sie deshalb automatisch!

Wir hängen zum Beispiel unsere Sportsachen immer ins Badezimmer, sodass wir sie direkt morgens anziehen und als Erstes in der Früh Sport machen.

- **NO-BARRIERS-HACK**

  Gestalte die Dinge, die du machen möchtest, möglichst einfach zugänglich oder leicht umsetzbar! Das hat verschiedene Komponenten – je nachdem, um welches Vorhaben es konkret geht – aber je weniger Barrieren du überwinden musst, um jeden Tag etwas zu tun, desto wahrscheinlicher ist es, dass du es tatsächlich machst.

KATI *Wenn ich unterwegs bin, fällt es mir manchmal schwer, weiterhin gesund zu essen oder genug Gesundes zu essen. Daher habe ich mittlerweile ein kleines Set, das ich immer mitnehme: mit einem Proteinriegel, Proteinpulver, Nüssen und etwas frischem Obst – oder auch ganzen Mahlzeiten wie vorbereitete Overnight Oats, wenn ich länger unterwegs bin. So kann ich über den Tag einfach Gesundes zu mir nehmen, ohne dass mir die Suche danach zu aufwendig erscheint und ich gar nicht oder ungesund esse.*

KRISTINE *Ich stelle sicher, dass immer genug frisches Gemüse und Obst im Kühlschrank ist. Da ist die Barriere kleiner, sich etwas Gesundes zuzubereiten. Die verschiedenen Gemüsesorten sehen so ansprechend aus, dass ich gerne danach greife.*

- **REWARD-YOURSELF-HACK**

  Belohne dich immer wieder selbst für deine Longevity-Aktivitäten! Das ist gut für die Motivation – und du hast es verdient! Kristine hat sich nach etlichen Stunden auf einer alten Matte irgendwann mit einer richtig schönen neuen Yogamatte belohnt.

MOTIVIERT UND MACHT SPASS: HABIT TRACKING

Unser Habit Tracking basiert auf der Erkenntnis: What gets visioned gets managed (was sichtbar gemacht wird, wird angegangen). Deshalb haben wir hier für dich ein Arbeitsblatt, unseren Monatsplan, das du nutzen kannst. Du findest das Arbeitsblatt auch noch im QR-Code am Ende des Buches, sodass du es jeden Monat neu ausdrucken kannst.

Nutze das Arbeitsblatt am besten so: Was sind Sachen, die du probieren willst? Wichtig: Nutze ganz konkrete Formulierungen und setze die Ziele so, dass sie lieber etwas zu leicht als zu schwer umsetzbar sind. Gib dir mindestens einen Monat Zeit (noch besser: 66 Tage), es durchzuhalten. Und dann kommt der entscheidende Moment: Mach am Ende des Monats ein Review: Wie leicht ist es dir gefallen? Willst du weitermachen? Oder willst du etwas ändern?

Letztendlich ist Lifestyle of Longevity also auch die Suche nach den Routinen, die du in den nächsten 40, 60 oder 80 Jahren deines Lebens durchhalten kannst - eben weil sie zu echten Gewohnheiten werden. Es macht deshalb Sinn, sie genau auf Machbarkeit und Präferenz zu hinterfragen.

TRUFFLE-PIG-CONCEPT-HACK

Ja, du hat richtig gelesen: Hinter diesem Hack verbirgt sich das Trüffelschwein-Konzept. Und das geht so: Manche Sachen bleiben einfach nicht hängen – so sehr du es auch über bewusste Routinen versuchst. Sie fallen dir einfach schwer, passen vielleicht doch nicht so gut in dein Leben oder machen dir keinen Spaß. Das kennen wir natürlich auch. Und es ist wichtig für deine Longevity-Reise, das zuzulassen! Nicht jede Routine, die du neu ausprobierst, muss auch bleiben. Wichtig ist, dass du immer wieder neue Routinen probierst und ihnen ausreichend Zeit (also idealerweise 66 Tage) gibst, um zu testen, ob sie dir doch besser gefallen als erwartet. Diese Offenheit, immer wieder neue Sachen zu suchen und zu finden, ist ein essenzieller Teil deines Longevity-Lifestyles. Wir nennen diesen Prozess des Immer-wieder-neu-Probierens das Trüffelschwein-Konzept. Die sind nämlich auch wählerisch, schnüffeln lange und finden dann die perfekten Trüffel.

KATI *Ich habe mir im Jahr 2022 für jeden Monat eine Challenge vorgenommen. Es fällt einem nämlich oft leichter, sich nur für einen Monat zu etwas zu verpflichten, der Zeitraum ist absehbar. Wenn es keinen Spaß gemacht hat, habe ich mir das Recht eingeräumt, nach dem Monat sofort wieder aufzuhören – ohne schlechtes Gewissen oder das Gefühl, etwas nicht geschafft zu haben. Das Trüffelschwein-Konzept hat mir dabei geholfen. Aber bei den meisten Aktivitäten ging es mir gar nicht so, weil ich festgestellt habe, dass es mir leichter fiel als erwartet. Geblieben sind aus dieser Zeit zum Beispiel das Intervallfasten und das Laufen. Mit regelmäßigem Schwimmen und täglicher Meditation habe ich wieder aufgehört, sie passen (noch?) nicht zu mir. So habe ich in einem Jahr einen großen Schatz neuer Gewohnheiten gewonnen, die wirklich passen und die ich gerne langfristig beibehalten will. Ich mache auch heute fast jeden Monat einen Anlauf mit neuen Sachen, die ich gerne zur Gewohnheit machen würde.*

KRISTINE *Früher war es für mich selbstverständlich, nach dem Abendessen noch auf dem Sofa zu snacken, ehe ich später dann die Küche aufgeräumt und mir danach Zähne geputzt habe. Das Snacken auf dem Sofa habe ich durch einen Spaziergang mit meinem Mann ersetzt. Die Bindung zwischen mir und meinem Mann ist wesentlich wertvoller als die Sofapause – für uns beide ein Gewinn. Und weil sich das von Anfang an sehr gut angefühlt hat, konnte ich meine Abendroutine mühelos in den Ablauf Dinner – Spazier-*

gang – Küche aufräumen – Zähne putzen verändern. Selbstredend, dass ich nach dem Zähneputzen nicht mehr zum Snack gegriffen habe – das tut man einfach nicht.

PRAKTISCH FÜR DEN EINSTIEG: UNSERE LONGEVITY BUCKET LIST

Und so funktioniert's mit der Bucket List: Du packst hier erst einmal alles rein, was dich interessiert. Du sammelst, was dir über den Weg läuft oder spontan einfällt. Die Bucket List dient zuerst als eine Sammlung von Ideen, die du hier lagerst, damit sie nicht verloren gehen. Sie soll für dich eine Art Schatzkammer sein, in der du festhalten kannst, was du irgendwann mal versuchen möchtest. Natürlich nicht alles auf einmal! Denn das klappt nicht. Vielleicht interessiert dich etwas, das wir in diesem Buch ansprechen, aber du weißt noch nicht, wie du es in dein Leben integrieren kannst? Notiere es hier, dann geht es nicht verloren. Und du kannst entscheiden, wann du diesen Impuls wieder aufgreifen willst.

Nach und nach kannst du dir dann daraus Dinge herauspicken, die du als Habits für 4 bis 6 Wochen ausprobierst. Kreuze bitte zunächst jeweils deinen Current Happiness Score, also deinen aktuellen Glücksfaktor an, damit du weißt, wie du dich selbst gerade in den vier Bereichen fühlst: In welchem Bereich glaubst du, ganz gut aufgestellt zu sein, in welchem weniger? Gehe erst einmal die an, bei denen du das meiste Potenzial siehst.

STEP-BY-STEP-HACK

Schritt für Schritt: Nutze die Longevity Bucket List, um mit dem Bereich zu starten, bei dem du für dich das meiste Potenzial siehst – und fang an.

LIFESTYLE OF LONGEVITY MONATSPLAN

MONAT: ....

....

HABIT: ....

ZIEL: ....

....

HABIT: ....

ZIEL: ....

....

HABIT: ....

ZIEL: ....

....

PROJEKT ....

....

....

....

PROJEKT ....

....

....

....

REFLEKTION AM ENDE DES MONATS ....

....

....

....

....

LIFESTYLE OF LONGEVITY BUCKET LIST

....

BEWEGUNG UND SPORT Momentane Zufriedenheit 0 — 5 — 10

- ○ ....
- ○ ....
- ○ ....
- ○ ....

ERNÄHRUNG Momentane Zufriedenheit 0 — 5 — 10

- ○ ....
- ○ ....
- ○ ....
- ○ ....

ERHOLUNG Momentane Zufriedenheit 0 — 5 — 10

- ○ ....
- ○ ....
- ○ ....
- ○ ....

EMOTIONALE GESUNDHEIT Momentane Zufriedenheit 0 — 5 — 10

- ○ ....
- ○ ....
- ○ ....
- ○ ....

KATI *Meine Longevity-Reise fing mit Bewegung und Sport an. In dem Bereich hatte ich seit Jahren nichts getan und fühlte mich so richtig eingerostet! Somit war das für mich der perfekte Einstiegspunkt und hat mich das ganze erste Jahr beschäftigt. Als Nächstes kam die Ernährung dazu, und dann das Thema Schlaf. Gerade richte ich meinen Fokus auf Mobilität, ein Unterbereich von Bewegung, in dem ich Neues erlerne und ausprobiere.*

SCHRITT 4: GUT GEPLANT IST HALB GEMACHT!

Als Mütter, Ehefrauen, Unternehmerinnen, Podcasterinnen und Longevity-Lifestyle-Vorreiterinnen haben wir, wie du sicher auch, extrem wenig Zeit »übrig« – streng genommen gar keine! Wir haben aber über die Jahre hinweg gelernt, möglichst effizient mit unserer Zeit zu haushalten. Ein wichtiger Schlüssel hier ist Planung.

PLAN-AHEAD-HACK

Plane voraus und mach dir einen Plan, an den du dich hältst! Das klingt so verführerisch einfach, oder? Gut geplant ist halb gemacht, das wussten schon unsere Großeltern. Entscheidend ist, dass die Planung für deine neue Routine möglichst konkret ausfällt.

Warum konkret? Befrage dich dazu am besten selbst einmal. Was erhöht deine Bereitschaft zu sportlicher Betätigung eher: wenn du dir morgens vornimmst, dich am Abend noch »irgendwie zu bewegen« oder »um 20:00 Uhr eine halbe Stunde durch den Park zu walken«? Tatsächlich ist es nämlich ein großer Unterschied, ob du morgens nach dem Aufstehen »Sport treiben« und »frühstücken« möchtest oder ob du dir einen Tagesplan überlegt hast, in dem bereits grob festgelegt ist, was genau du machen möchtest. Wenn dir das lieber ist, kann das natürlich auch ganz detailliert sein und aus vielen kleinen Aufgaben bestehen, die einzeln für dich gut zu umreißen und machbar sind:

also so etwas wie 6:00 Uhr aufstehen, 6:10 Uhr dehnen und zehn Liegestütze, 6:15 Uhr 25 Minuten schnelles Walking durch den Park, 6:40 Uhr Frühstück vorbereiten, 6:50 Uhr duschen und eincremen, 7:15 Uhr Frühstück etc. Das hört sich doch schon ganz anders an als »Sport treiben«, oder?

Fakt ist: Wenn du dir deinen Wochenplan für Sport und Bewegung, deine Kurse oder auch deinen Essensplan zusammenstellst, formuliere alles möglichst genau und kleinteilig. Die Ausführung fällt dir so viel leichter – und deine »neuen« Gewohnheiten verwandeln sich schnell in tatsächliche Routinen.

Weitere Tipps zum Thema erfolgreiche Planung:

- Halte deine Planung fest: handschriftlich in einem Wochenplan oder digital.
- Blocke dir jede Woche 15 bis 30 Minuten (zum Beispiel am Freitagnachmittag), in denen du deine Planung für die nächste Woche erstellst.
- Gehe jeden Tag im Kalender durch und checke, welche möglichen Probleme auftauchen könnten (zum Beispiel Kinderbetreuung sicherstellen).
- Falls du Sportkurse besuchen möchtest: Buche diese schon in der Woche vorher.
- Mache einen Wochen-Essensplan und bestelle den Großteil der Lebensmittel über einen Lieferdienst, so sparst du Zeit im Supermarkt.
- Gibt es Wiederholungen, die dir das Leben leichter machen? Beispielsweise: »Am Montag esse ich immer das Gleiche.« Oder: »Ich mache immer am Dienstag Krafttraining.«

UNSERE MORGENROUTINEN

Da wir so häufig nach unseren Morgenroutinen gefragt werden, haben wir sie hier zusammengetragen. Wir haben sie über die Jahre hinweg optimiert und sie befinden sich auch im stetigen Wandel. Allerdings ist es uns bewusst, dass das nicht für alle so machbar ist. Bei uns klappt das nur, weil unsere Kinder schon älter sind, unsere Partner sich gleichberechtigt einbringen und unsere Arbeit nicht erfordert, dass wir um 6:00 Uhr morgens schon irgendwo anwesend sein müssen. Was wir damit sagen wollen: Jeder Mensch muss seine eigene Morgenroutine für sich finden. Unsere Routinen sollen hier nur als ehrlicher Einblick in unser Leben und als Anregung dienen.

KATI *Ich wache ca. um 6:00 Uhr auf und öffne als Erstes den lichtundurchlässigen Vorhang, um Licht zu tanken. Dann gehe ich ins Bad, schalte dort (vor allem in der dunklen Jahreszeit) die Tageslichtlampe ein und starte mit meiner Morgentoilette und -wäsche, Zähneputzen, Sportklamotten an. Dann gehe ich runter in die Küche, trinke Wasser und laufe in den Keller zum Sport. Dort mache ich eine Stunde Sport und lege vielleicht noch einen Saunagang ein oder Eisbaden, dann geht's wieder hoch. Inzwischen ist unter der Woche die Familie aufgestanden und ich sage allen Guten Morgen. Ich helfe, wenn Probleme bei den Vorbereitungen für die Schule auftauchen, aber eigentlich ist das die Aufgabe meines Mannes. Außerdem sind unsere Kids schon älter und bekommen viel selber hin. Wenn mein Mann nicht da ist, preppe ich alles (Snackboxen und Frühstück und Schultaschen-Check) schon am Abend vorher, stelle den Kids den Wecker, und sie kümmern sich um sich selbst, bis ich vom Sport hochkomme. Dann bleibe ich im Sportdress und verbringe Zeit mit ihnen, bis ich sie zum Bus gebracht habe. Ich esse bis um 12:00 Uhr mittags nichts und trinke ein weiteres großes Glas Wasser und einen Kaffee. Wenn meine Sporteinheit nicht in draußen laufen bestand,* *versuche ich dann rauszugehen. Entweder ich radele ins Büro (ca. 15 Minuten), oder ich mache noch eine kurze Spazierrunde, ehe der Joballtag startet. Am Wochenende, wenn ich später am Tag Sport mache, sind die Kids gerne mit von der Partie.*

KRISTINE *Ich stehe um 6:00 Uhr auf und beginne den Tag wie Kati entweder mit Sonnenlicht oder einer Tageslichtlampe. Dann geht's an die Zahnpflege. Da meine Sportsachen stets im Bad bereitliegen, ziehe ich sie automatisch an, um dann im Liegen im Gästezimmer zu meditieren. Unsere Kids schlafen zu diesem Zeitpunkt noch. Danach trinke ich einen halben Smoothie, den mein Mann vorbereitet hat, während wir gemeinsam lesen – ein schönes Morgenritual, das abendliches Netflixen ersetzt hat. Das ist auch der Moment, in dem ich in mein Handy schaue und Nachrichten checke. Danach mache ich etwa sieben Minuten Stretching vor dem Sport, um richtig wach zu werden und mich vorzubereiten: Denn es folgen nun 30 bis 90 Minuten Sport im Sportraum oder draußen. Die Kids kommen oft dabei rein und heben auch eine Hantel und erzählen mir etwas, die ganze Familie ist integriert. Das Fertigmachen der Kids erledigt auch bei uns größtenteils mein Mann. Ich wecke sie nur, treibe sie ein bisschen mit an, setze mich dazu, wenn sie frühstücken, und verabschiede sie, wenn sie alleine das Haus verlassen. Bei uns beiden starten die beruflichen Termine ab 9:00 Uhr. Am Wochenende läuft alles ähnlich ab, nur nicht mit so starrer Struktur.*

DIE BESTE GEWOHNHEIT IST DIE, AN DIE DU DICH HALTEN KANNST

Überfordere dich oder deine täglichen Zeitfenster nicht! Es kann zum Beispiel sein, dass ein perfektes Training für dich jeden Tag drei Stunden Laufen sein müsste – du aber eben nur 30 Minuten Zeit dafür hast. Dann sind diese 30 Minuten Laufen *deine* beste

Version von Training. Auch ein Leben ohne Zucker wäre eigentlich perfekt, aber das hält niemand durch. Die beste Option ist deshalb immer der Kompromiss, den du langfristig, also die nächsten 40, 60, 80 Jahre durchhalten kannst. Denn das ist immer die bessere Lösung, als ganz abzubrechen, weil du zu viel von dir verlangt hast. Leider scheitern genau daran die meisten Lebensstilumstellungen, weil Menschen zu streng zu sich selbst sind. Weniger Perfektionismus ist hier definitiv mehr!

Auch für die Umsetzung deiner persönlichen Bucket List gilt: **Die beste und gesündeste aller Optionen ist eben die, die du auch langfristig durchhalten kannst! Denn Langfristigkeit ist der Schlüssel zu Longevity.**

So, nun bist du bereit! Wir haben dir das Rüstzeug, eine Art Grundausstattung gegeben, um in die vier Bereiche eines Lifestyle of Longevity einzutauchen. Nun kannst du deine eigene Longevity-Reise beginnen.

FOUR FOR LONGEVITY

Für deine Longevity-Reise sind vier Bereiche ausschlaggebend, um mentale und körperliche Gesundheit zu erzielen. Wie du vielleicht schon in unserer Longevity Bucket List gesehen hast, sind das diese vier Bereiche:

1. Ernährung
2. Bewegung und Sport
3. Erholung und körperliche Resilienz
4. Emotionale Gesundheit

Nun geht es darum, in diesen vier Bereichen ins Handeln zu kommen! Unsere konkreten Vorschläge und Hacks, wie du sie umsetzen kannst, nehmen nicht umsonst in diesem Buch den meisten Raum ein. Wir widmen jedem Bereich ein eigenes Kapitel, in dem wir dir erzählen, wo Wissenschaft und Forschung zu dem Thema stehen, was wir selbst herausgefunden und probiert haben – und was du sofort tun kannst, um aktiv einzusteigen und dich ab jetzt um deine Longevity zu kümmern.

- **MAKE-IT-A-PRIORITY-HACK**
  Setze das Thema Longevity ganz nach oben auf deine Prioritätenliste. Das ist der Anfang.
- **FIND-A-LONGEVITY-BUDDY-HACK**
  Such dir eine Person, die sich gemeinsam mit dir auf die Longevity-Reise begibt.
- **WRITE-IT-DOWN-HACK**
  Schreibe dir Mantren auf, damit sie sich besser verinnerlichen.
- **MAKE-IT-A-HABIT-HACK**
  Das ist deine Waffe gegen den inneren Schweinehund: Gehirn aus, Automatismus an!
- **SAME-HOUR-HABIT-HACK**
  Mach Dinge, die zur Gewohnheit werden sollen, immer zur selben Zeit!
- **MAKE-IT-VISIBLE-HACK**
  Unterstütze deine neuen Habits, indem du sie sichtbar machst.
- **NO-BARRIERS-HACK**
  Gestalte die Dinge, die du machen willst, einfach zugänglich und leicht umsetzbar.
- **REWARD-YOURSELF-HACK**
  Belohne dich immer wieder selbst für deine Longevity-Aktivitäten! Das ist gut für die Motivation – und du hast es verdient!
- **TRUFFLE-PIG-CONCEPT-HACK**
  Handle nach dem Trüffelschwein-Konzept: Probiere Dinge immer wieder neu aus und finde dann deine perfekte Routine.
- **STEP-BY-STEP-HACK**
  Erst lesen, danach reflektieren, dann starten!
- **PLAN-AHEAD-HACK**
  Mach dir einen Plan, an den du dich hältst!

EAT GOOD, FEEL GOOD

DIE KRAFT DER ERNÄHRUNG FÜR KÖRPER UND GEIST

Wenn uns vor ein paar Jahren jemand gefragt hätte, ob wir uns gesund ernähren, hätten wir gesagt: Na klar! Erst heute wissen wir, was wir damals alles *nicht* wussten. Wir hielten zum Beispiel einen großen Teller voll weißer Nudeln mit Gemüsesauce für zumindest einigermaßen gesund. Heute ist uns klar, dass mindestens das Protein gefehlt hat – und die Pasta auch besser aus Vollkorn gewesen wäre.
So wie uns geht es wohl den meisten Menschen. Deshalb zeigen wir dir in diesem Kapitel, wie du einen Teller analysieren kannst und was du über Ernährungsweisen, Feel-good-Ernährung, die magischen drei Makronährstoffe für den Stoffwechsel sowie den Konsum von Kaffee wissen solltest. Außerdem sprechen wir über Viszeralfett und gesunden Fettabbau, die positive Wirkung von Intervallfasten und darüber, wie du deine Longevity-Reise sinnvoll mit Nahrungsergänzungsmitteln anreichern kannst.

ESSEN IST MEHR ALS ESSEN!

Ernährung ist der erste große Bereich für Longevity. Denn erst das Essen, also die Aufnahme von Nahrung, gibt deinem Körper die Energie, die du brauchst, um dich zu bewegen. Aber es ist nicht nur das, sondern viel mehr, wie Alan Aragon, ein international tätiger Sportwissenschaftler, es frei übersetzt auf den Punkt bringt, wenn er feststellt: **»Jede Mahlzeit ist ein kurzfristiges Investment darin, wie du dich fühlst und performst, ein mittelfristiges Investment darin, wie du aussiehst. Und ein langfristiges Investment in ein Leben ohne Krankheiten.«**

So eindeutig bestimmte Erkenntnisse über gesundes Essen auch in Medizin und Forschung sind – das Thema wird kontrovers diskutiert und die Debatte ist dabei oft emotional aufgeladen. Das verunsichert natürlich auch, weil man manchmal gar nicht mehr weiß, ob man bestimmte Dinge aus ökologischen, gesundheitlichen, ethischen oder gesellschaftlichen Gründen überhaupt noch essen darf! Allein der tiefe Graben zwischen jenen, die Fleisch essen, und jenen, die es ablehnen, spricht für sich. Hinzu kommt, dass in den sozialen Medien dazu unfassbar viele Falschinformationen zum Thema Ernährung kursieren, die zusätzlich verwirren. Waren wir wirklich alle mal Fleischfresser? Sind Pflanzen auf Dauer giftig? Zerstört Kochen alle Nährstoffe? Ist satt sein schlechter als hungern? Oder ist unsere Umwelt schon so belastet und vergiftet, dass wir uns sicherheitshalber nur von Nahrungsergänzungsmitteln ernähren sollten? Und jetzt kommen wir auch noch daher und wollen dir etwas über gesundes und Longevity förderndes Essen erzählen? Also noch mehr Ideologie und Restriktion?

Nein! Im Gegenteil, wir möchten dir zeigen, wie sich gutes Essen positiv auf dich auswirken kann. Und warum ist das so? Eigentlich ist es ganz einfach: Mit dem Essen nehmen wir auf der einen Seite Energie in Form von Kalorien auf. Gleichzeitig führen wir unserem Körper so Makronährstoffe, Mikronährstoffe und Vitamine zu, die wichtige Bausteine für unsere physische und psychische Gesundheit sind.

Essen ist aber nicht nur Energie für den Körper. Auch emotional ist Essen ein wichtiger Faktor, da es dabei häufig um soziale Zusammenkünfte und (gemeinsamen) Genuss geht. So hat der New Yorker Millionär und Verleger Malcon Forbes einmal frei ins Deutsche übersetzt festgestellt, dass Nahrung als Treibstoff für den Körper wichtig sein mag, aber gutes Essen Treibstoff für die Seele ist. Essen dient uns aber auch manchmal dazu, bestimmte Emotionen zu verarbeiten.

Zugegeben, es gibt Einschränkungen:

Wir müssen an dieser Stelle kurz über Geld und Zeit reden. Denn ja, Longevity-orientierte Ernährung kann etwas kostenintensiver ausfallen (gerade wenn man hochwertiges Fleisch verzehren möchte) – und ja, die frische Zubereitung bedeutet möglicherweise auch einen größeren Aufwand, vor allem am Anfang, wenn alles noch neu ist. Aber da der Hebel für die Longevity so groß ist (und weil es auch superlecker ist), kann sich das Investment lohnen. Außerdem bieten inzwischen auch die Discounter ein tolles, großes Sortiment an gesunden Lebensmitteln an, die den Geldbeutel nicht so stark strapazieren.

Zudem können wir hier nicht auf persönliche Präferenzen, das große Thema Allergien und Unverträglichkeiten eingehen. Wir haben uns deshalb darauf konzentriert, dir wenn möglich immer den Teil der Fakten zu nennen, bei denen sich Wissenschaft und Forschung einigermaßen einig sind – und das ist ein

Großteil. Denn es geht hier nicht um die *eine* für alle »richtige« Diät, sondern darum, einige zentrale gesunde Essgewohnheiten für immer in dein Leben zu integrieren. Wir möchten dich dabei unterstützen, deinen individuellen Zugang zu gesunder Ernährung für Longevity zu finden – und zwar »für immer«.

Die beste Ernährungsform ist für dich die gesündeste, an die du dich langfristig halten kannst – und mit der du dich wohlfühlst.

ERNÄHRUNG UND LONGEVITY

Gesundes Essen sorgt für ein gesünderes und längeres Leben. Das hat viele Gründe: So stärken zum Beispiel ausreichend Vitamine das Immunsystem. Eine ausgewogene Ernährung verhindert, dass wir zu viel (ungesundes) viszerales Bauchfett aufbauen, und beugt gegen Herz-Kreislauf-Erkrankungen vor. Auch die Wahrscheinlichkeit, irgendwann an einer neurodegenerativen Erkrankung zu leiden, reduziert sich, wenn unsere Ernährung stimmt. Die amerikanische Journalistin und Buchautorin Jennifer Lubell hat sich intensiv mit dem Zusammenhang von Ernährung und Longevity beschäftigt und dazu 2023 in einem Beitrag für die American Medical Association (AMA) über verschiedene groß angelegte Studien mit insgesamt über 100 000 Testpersonen berichtet. Heraus kam, dass man mit gesunden Ernährungsgewohnheiten das Risiko, vorzeitig zu sterben, um 20 Prozent verringern kann.

Die Datenanalyse von 75 230 Frauen aus der Nurses Health Study (NHS, 1984–2020) und 44 085 Männern aus der Health Professionals Follow-up Study (HPFS, 1986–2020) ergab, dass Ernährungsweisen mit viel Gemüse, Früchten und Proteinen entscheidend für ein geringeres Sterberisiko sind.

MAKRONÄHRSTOFFE – KOHLENHYDRATE, PROTEINE, FETTE

Unsere Nahrung setzt sich zusammen aus unterschiedlichen Bestandteilen, die wir uns nun mit dir genauer anschauen möchten. Denn wenn du verstehst, welche Funktionen sie haben, fällt es dir leichter, deine Nahrungszufuhr zu steuern.

Ein wichtiger Bestandteil von Nahrung sind sogenannte Makronährstoffe. »Makro« deshalb, weil du sie im Vergleich zu anderen Nährstoffen in relativ großen Mengen zu dir nimmst. Makronährstoffe sind essenzielle Nährstoffe, die der menschliche Körper in großen Mengen benötigt, um grundlegende Funktionen wie Energieproduktion, Wachstum und die Reparatur von Geweben aufrechtzuerhalten. Sie bestehen aus drei Hauptkategorien: Kohlenhydrate, Proteine und Fette. Auf alle drei gehen wir gleich genauer ein.

OFT ZU UNRECHT VERTEUFELT: KOHLENHYDRATE

Spätestens seit der amerikanische Kardiologe und Ernährungswissenschaftler Robert Atkins Anfang der Siebzigerjahre mit seiner Low-Carb-Diät an die Öffentlichkeit gegangen ist und weltweit bekannt damit wurde, sind Kohlenhydrate in Verruf geraten. Dabei sind sie ein wichtiger Energielieferant in unserer Nahrung! Gerade aktive Menschen kommen daher mit einer Low-Carb-Ernährung nicht klar – und auch etliche Frauen bemerken einen negativen Einfluss von Kohlenhydratmangel auf ihren Hormonzyklus. Was ist also richtig im Umgang mit diesem Makronährstoff?

Kohlenhydrate sind Hauptbestandteil von Nudeln, Brot und Kartoffeln. Kohlenhydrate bestehen übrigens aus langen Ketten von Zuckerbausteinen. Zucker? Im Ernst? Wir schauen einmal genauer hin: Es gibt nämlich komplexe Kohlenhydrate – und einfache. Die komplexen Kohlenhydrate sättigen, lassen den Blutzuckerspiegel nur langsam ansteigen und stecken zum Beispiel in Vollkornprodukten, Süßkartoffeln, Hülsenfrüchten, Haferflocken und anderen natürlichen Getreideflocken, Vollkornreis und -nudeln, Quinoa oder in Amaranth. Die einfachen Kohlenhydrate, die deinen Blutzuckerspiegel schnell ansteigen, aber auch schnell wieder absacken lassen, findest du in Zucker, Weißmehlprodukten, Säften und Softdrinks, Müsliriegeln, Fertig-Cerealien, Süßigkeiten, Chips & Co., Marmeladen – und in vielen Fertigprodukten wie Tiefkühlpizza, Instantsaucen, Tütensuppen, Kartoffelpüree oder Backmischungen.

■ **EAT-COMPLEX-CARBS-HACK**

Iss komplexe Kohlenhydrate. Sie sind in ihrem Aufbau langkettig und werden vom Körper langsamer verwertet als einfache Kohlenhydrate. Sie sättigen schneller und halten länger satt, lassen den Blutzuckerspiegel moderat ansteigen, versorgen dich mit wichtiger Energie – und schmecken super!

Du willst es wissen? Blutzucker-Tracking

Wenn du dich dafür interessierst, wie dein Körper mit komplexen und einfachen Kohlenhydraten umgeht, miss doch einfach nach! Verlässliche Blutzucker-Messgeräte wie einen Continous Glucose Monitor (CGM) kannst du online und in unterschiedlichen Ausführungen bestellen. Ein CGM zählt für uns zu den Dingen, die für einen Lifestyle of Longevity nice to have, aber nicht unbedingt erforderlich sind. Wir stellen ihn in unserer ersten Gadget-Box vor. Du wirst davon in den nächsten Kapiteln immer wieder welche finden, die vor allem Tools oder Hilfsmittel vorstellen, die uns persönlich Spaß machen.

Glukosemonitor für regelmäßigen Insulin-Check

Ein Glukosemonitor (CGM) ist eine kleine, runde Platte, in etwa so groß und dick wie eine Euromünze, die am Oberarm angebracht wird. Dabei schießt sie mit einer kleinen, sehr dünnen Nadel einen winzigen Sensorfaden ins Gewebe (das tut übrigens gar nicht weh und die Nadel bleibt nicht im Arm!), der dort den Blutzucker misst und die Daten an eine dazugehörige App auf deinem Smartphone meldet. Den CGM musst du nach zwei Wochen erneuern. Sowohl das Anbringen als auch das Entfernen kannst du alleine zuhause durchführen.

Unser Körper gewinnt aus Blutzucker seine Energie, das ist ein ganz normaler Prozess. Insulin ist das Hormon, das den Blutzucker aus dem Blut holt und in die Zellen transportiert. Wir wollen mit dem CGM regelmäßig checken, wie gut der Körper mit dem Blutzucker umgeht und wie er auf verschiedene Nahrungsmittel reagiert. Denn wir erkennen frühzeitig, wenn es Probleme mit der Regulierung gibt – und können Verhaltensmuster lernen, die es uns erlauben, den Körper nicht dauernd mit zu viel zugeführter schneller Energie zu befeuern.

Das Ganze gibt es auch im Paket mit intelligenter Software, zum Beispiel »hello inside«, die dir dabei hilft, deine Daten besser zu verstehen. Wir nutzen das CGM-System »freestyle libre 3«, ein großer anderer Anbieter ist dexcom. Wir setzen unseren CGM einmal pro Halbjahr ein, was die recht hohen Kosten für zwei Wochen (ca. 50–60 Euro) relativiert. Es bietet sich an, erneute Messungen vorzunehmen, wenn sich Lebensumstände oder Ernährungsweisen deutlich verändern (zum Beispiel in der Menopause).

WAS IST EIN GUTER BLUTZUCKERWERT?

Dein Körper gewinnt Energie aus Glukose (Traubenzucker), den du über deine Nahrung zu dir nimmst. Nach dem Essen geht dein Blutzucker hoch, weil der freigesetzte Zucker ins Blut gelangt. Die Bauchspeicheldrüse misst den Blutzucker. Ist er zu hoch, produziert sie das Hormon Insulin und schüttet es aus. Dadurch können Zellen mehr Glukose aus dem Blut aufnehmen und der Blutzuckerspiegel sinkt. Außerdem fördert Insulin, das sich auch die Leber, in der sich Zucker ablagert, am Glukoseabbau im Blut beteiligt. Wenn du Energie verbrauchst (zum Beispiel durch Bewegung), sinkt der Blutzuckerspiegel, da die Muskeln Glukose verbrauchen. Wird der Blutzucker zu niedrig, schüttet dein Körper automatisch das Hormon Glucagon aus, den Gegenspieler von Insulin. Es bewirkt, dass deine Leber den dort gespeicherten Zucker freigibt und den Blutzuckerspiegel wieder erhöht.

Schwankungen sind normal (zum Beispiel nachdem man etwas gegessen hat), der Körper reguliert diese. Bei Menschen mit Diabetes funktioniert diese körpereigene Regulierung nicht oder nicht mehr vollständig. Deshalb müssen sie teilweise Insulin von außen zuführen und werden dazu angehalten, sich regelmäßig zu bewegen. ■

Zu hoher Blutzucker hat Folgen

Für einen gesunden Körper ist es wichtig, dass der Blutzucker nicht dauerhaft zu hoch ist. Eine Möglichkeit, dauerhaft zu hohen Blutzucker zu bekommen, ist die permanente Aufnahme von vielen weißen Kohlenhydraten, Zucker oder Snacks. Dann besteht die Gefahr, dass deine Zellen irgendwann weniger auf Insulin reagieren. Dadurch steigt dein Blutzucker dauerhaft - das nennt man auch Insulinresistenz (andere Faktoren wie Bewegungsmangel oder genetische Faktoren können auch eine

Rolle spielen). Das ist extrem ungesund, kann zu Diabetes Typ 2 führen, dein frühzeitiges Sterberisiko steigt – und das Ganze geht auf Kosten deiner Longevity.

Natürlich gib es Richtwerte für ein ideales Blutzuckerlevel. Sie sind so wichtig für unsere Longevity-Reise, dass wir sie als Biomarker bezeichnen – und sie hier eine eigene Biomarker-Box bekommen.

Biomarker Nüchternblutzucker

Dein Nüchternblutzuckerwert ist ein wichtiger Biomarker. Die Nationalen Versorgungsleitlinien definieren den normalen Nüchternblutzucker von gesunden Erwachsenen als einen Wert bis 100 Milligramm pro Deziliter Blut, wie auch Longevity-Papst Dr. Peter Attia.

Wenn du einen CGM trägst, kannst du deinen Nüchternblutzucker einfach ablesen. Ist er ein bisschen höher, ist das nicht schlimm. Bleibt er aber dauerhaft über 110 mg/dl, ist er definitiv auffällig und du solltest ihn genau beobachten. Es kann durchaus mal ein Hinweis auf Stress, Krankheit oder zu wenig Schlaf sein – aber vor allem ein Warnsignal! Es könnte nämlich der Hinweis auf eine beginnende Insulinresistenz sein und du solltest zum Arzt gehen, um es abklären zu lassen.

WAS SIND BLUTZUCKER-SPIKES?

Blutzucker-Spikes, also steile Spitzen, entstehen dadurch, dass der Körper zum Beispiel auf viele einfache Kohlenhydrate in der Nahrung reagiert und Insulin ausschüttet. Das heißt, der Blutzuckerwert steigt unmittelbar nach dem Essen steil an, dann kommt das Insulin, das den Blutzucker schnell wieder senkt – und in der Kurve sieht man diese markanten Spitzen.

Dabei gilt: Je mehr Spitzen, desto schlechter! Ein ausge

wogener Blutzuckerspiegel zeigt nämlich möglichst flache, sanft auf- und absteigende Werte und Kurven. Blutzucker-Spikes können auf Dauer schädlich für den Körper sein, da sie ihn stressen und bei mehr als 180 mg/dl sogar die Gefäße schädigen können (dies hängt von der Dauer und Häufigkeit dieser Blutzuckerspitzen ab). Erforscht ist das allerdings bislang nur bei Menschen mit Diabetes-Erkrankung. Wie schlimm diese Spikes bei gesunden Menschen wirklich sind, wissen wir nicht sicher. Ein gesunder Körper kann Blutzucker-Spikes normalerweise durchaus tolerieren. Es gibt dazu noch keine Langfriststudien mit entsprechenden CGM-Daten und Aufschluss über potenzielle Gesundheitsschäden.

Blutzucker-Tracking mit dem Fokus auf Blutzucker-Spikes hilft dir allerdings dabei, deinen eigenen Körper besser kennenzulernen. Du erfährst so unmittelbar, wie er auf bestimmte Nahrungsmittel reagiert. Mach also kleine Experimente und teste, was in deinem Körper nach dem Konsum von zum Beispiel Cappuccino, Kuchen oder verschiedenen Kohlenhydraten passiert. Wodurch entstehen die höchsten Spikes? Und kommst du nachts vielleicht manchmal sogar in einen Unterzucker, also einen so niedrigen Wert, dass deine Kurve steil nach unten geht?

Fakt ist: Ein gesunder Körper kann mit vereinzelten Spikes gut umgehen. Dafür darfst du ihn ruhig ein wenig bewundern. Du kannst ihn aber dabei unterstützen, indem du die nachfolgenden Hacks ausprobierst und sie vielleicht sogar in deine täglichen Routinen aufnimmst. Sie haben alle das Ziel, deinen Blutzucker beim Essen beziehungsweise danach nicht unkontrolliert zu schnell ansteigen zu lassen, sondern anstelle der Spitze eine Art sanfte Welle im Körper zu erzeugen. Denn das ist auf Dauer gesünder, weil dein Körper nicht permanent nachregulieren muss. Diesen Stress kannst du ihm mit smarten Hacks nehmen oder einschränken. ■

■ CLOTHE-YOUR-CARBS-HACK

Kohlenhydrate anziehen? Was zugegebenermaßen zunächst merkwürdig klingt, ist eine Inspiration von Jessie Inchauspé, einer französischen Biochemikerin, die sich auf ihrem Instagram-Account *@glucosegoddess* mit dem Thema befasst. Gemeint ist: Wenn du Kohlenhydrate zu dir nimmst, dann zieh sie an! Das heißt: Iss sie nicht alleine, sondern ergänze andere Nahrungsmittel, vor allen Dingen Fette oder Gemüse und Salate. Ein nacktes Vollkornbrot führt zu mehr Blutzucker-Spike als das, was du vorher zum Beispiel mit einem Frischkäse-Dip bestrichen hast. Denn ein Mantel aus gesundem Fett wie von Avocados oder einem Dip hilft dir dabei, die Aufnahme der Kohlenhydrate zu verlangsamen.

Das klappt auch mit einer klugen Reihenfolge beim Essen: Wenn du Kohlenhydrate als Letztes isst, ist dein Magen erstmal mit anderen Dingen beschäftigt – vor allem, wenn sie ballaststoffreich sind. Dann steigt dein Blutzucker nur langsam an. Also erst das Gemüse auf dem Teller essen oder zum Beispiel einen Veggie-Starter wie Salat und erst dann die Kohlenhydrate. Das kann deinem Körper sehr dabei helfen, Glukose konstanter abzubauen.

KATI *Seitdem ich mich mit Blutzucker beschäftigt habe, füge ich zu meinem Protein-Porridge (Haferbrei mit etwas Proteinpulver) immer etwas gehakte Nüsse oder Nussmus hinzu. Die Haferflocken liefern die komplexen Kohlenhydrate (großblättrige Flocken), die Nüsse das Fett. Bonus: Es schmeckt superlecker und Nüsse sind wahnsinnig gesund. Da sie sehr kaloriendicht sind, achte ich aber darauf, nicht zu viel davon hinzuzufügen.*

■ YOUR-DAILY-VINEGAR-SHOT-HACK

Ein Essig-Shot vor dem Essen hilft deinem Körper, Glukose-Spitzen zu verringern! Essigsäure verlangsamt nämlich die

Magenentleerung und somit die Umwandlung von Kohlenhydraten in Glukose. Klingt für dich vielleicht nicht so lecker, aber ist besser, als du denkst. Denn es gibt wirklich gute Essige, die einen tollen Geschmack haben. Achtung bei Balsamico-Essig: Dieser hat oft einen hohen Zuckeranteil. Ideal ist Apfelessig.

KRISTINE *Ich liebe meinen alkoholfreien Aperitif, der auf Apfelessig basiert. Dafür einfach 1 bis 2 Esslöffel Apfelessig in einem Glas mit Sprudelwasser aufgießen. Eis dazu und nach Belieben Zitrone oder ein paar Kräuter wie Rosmarin. Schmeckt super, ist gesund, da alkoholfrei und auch noch richtig gut für den Blutzucker.*

■ **SWEETS-AT-THE-END-HACK**

Iss Süßes – wenn überhaupt – immer am Ende einer Mahlzeit. Im Magen ist zu dem Zeitpunkt dann schon eine »Grundlage« von komplexen Kohlehydraten und/oder viel Gemüse und Ballaststoffen, sodass dann der Zucker aus der Nachspeise nicht so schnell verstoffwechselt wird.

Versuche doch mal, auf ein herzhaftes Frühstück umzusteigen, also zum Beispiel eines mit Gemüse und Eiern. Dann startest du mit einem geringeren Blutzuckerspiegel in den Tag, als wenn du ein Marmeladenbrot frühstückst.

KRISTINE *Ich liebe am Morgen meinen Gemüse-Smoothie, den mein Mann für mich vorbereitet. Ich mische die darin enthaltenen verschiedenen Gemüsesorten mit etwas Proteinpulver und werfe noch ein paar TK-Beeren dazu (Beeren haben sehr wenig Zucker und sind sehr gesund, daher passen sie in kleineren Mengen auch gut zu einem herzhaften Frühstück). Schmeckt super und beweist, dass gute Smoothies nicht zwangsläufig süß sein müssen.*

Kohlenhydrate sind so wichtig für einen gesunden Körper. Anstatt auf sie zu verzichten (wie es in vielen Diäten empfohlen wird), nimm lieber komplexe Kohlenhydrate zu dir und schau dir ein paar unserer Hacks ab.

AM BESTEN NIE OHNE: PROTEINE

Proteine werden in der Forschung unterschiedlich bewertet, wenn es um Bedarf und Umsatz geht: Wie viel braucht der Mensch bei normaler Alltagsbelastung am Tag - und wie viel, wenn er sportlich aktiv ist?

Proteine – was können sie?

Proteine werden umgangssprachlich auch als Eiweiße bezeichnet. Sie sind aus Ketten von bis zu 20 verschiedenen Aminosäuren aufgebaut. Der Körper braucht sie, da sie als strukturelle Bausteine in jeder Zelle vorkommen, vom Haar bis zu den Muskeln und zum Gehirn. Ohne Proteine - und damit ohne Aminosäuren - ist unser Körper nicht lebensfähig; bei zu wenig Proteinzufuhr zeigt er Mangelerscheinungen.

AMINOSÄUREN – WAS IST DAS EIGENTLICH GENAU?

Proteine bestehen aus Aminosäuren. Aminosäuren sind Moleküle - und davon gibt es mehr als 250 Arten. Für uns Menschen sind Aminosäuren wichtig, weil sie vor allem für unseren Muskelaufbau verantwortlich sind. Das Problem: Unser Körper kann sie nur teilweise selbst herstellen - nämlich nur die nicht essenziellen Aminosäuren. Er braucht aber beide Arten, also auch die essenziellen Aminosäuren. Sie müssen deshalb über die Nahrung in den Körper kommen.

Um essenzielle Aminosäuren zuzuführen, müssen wir möglichst Proteine essen, die »vollständig« sind, also alle acht essenziellen Aminosäuren in einem ausgewogenen Verhältnis enthalten. Das ist bei vielen tierischen Lebensmitteln der Fall, wie zum Beispiel bei Rindfleisch, Geflügel und Fisch sowie Eiern, Käse und Milch.

Es gibt aber auch pflanzliche Lebensmittel mit »vollständigen« Proteinen. Dazu zählen zum Beispiel Hanfsamen, Sojaprodukte oder Quinoa.

Und was passiert, wenn wir nicht darauf achten? Ein Aminosäuremangel stört oder hemmt die Wirkung und die Herstellung von Proteinen. Das hat erhebliche Folgen für Immunabwehr, Leistungsfähigkeit, Gelenke und den Muskelaufbau. Typische Symptome dieses Mangels sind Leistungsabfall, Müdigkeit, Haarausfall, Muskelschwäche, Schlafprobleme, Stimmungsschwankungen, Blutzuckerschwankungen und Schilddrüsenprobleme. Wer darunter leidet, sollte unbedingt einen Check machen lassen. ■

In der Longevity-Community gibt es bei dem Thema Proteine zwei große Strömungen: Die einen sind vereinfacht gesagt der Meinung, dass wir eher höhere Mengen an Proteinen zu uns nehmen sollten, die anderen sehen das genau gegenteilig und sprechen sich dafür aus, Proteine zu reduzieren. Zu ihnen zählt Dr. Valter Longo, Direktor des Longevity Institute of Southern California, der eine geringere Proteinzufuhr empfiehlt. Die geringe Proteinzufuhr begründet Longo unter anderem damit, dass zu viele Proteine das Zellwachstum steigern – und damit auch die Gefahr von Tumorzellwachstum auslösen. Auch verhindert seiner Ansicht nach zu viel Protein die körpereigene Zellreinigung (Autophagie). Außerdem beruft er sich auf epidemiologische Studien, die zeigen, dass Bevölkerungsgruppen mit tendenziell proteinarmer Ernährung weniger altersbedingte Erkrankungen zeigen. Und zu guter Letzt führt er an, dass im

Tierversuch eine reduzierte Proteinaufnahme bislang zu einem längeren Leben geführt hat.

Hierbei sollte allerdings betont werden, dass die optimale Proteinaufnahme individuell variieren kann und von Faktoren wie Alter, Gesundheitszustand und Aktivitätsniveau abhängt. Dies betont Longo auch: Ältere Menschen (> 65 Jahre) benötigen mehr Protein als ein junger Mensch (zum Beispiel um Muskelabbau und Sturzgefahr zu vermeiden).

Die andere Strömung argumentiert ziemlich genau gegenteilig: Hier sind es Experten wie Andrew Huberman, Simon Hill oder Peter Attia, die sich für eine adäquate höhere Proteinzufuhr für Longevity aussprechen. Ihre Argumente: Eine adäquate Proteinzufuhr ist deshalb so wichtig, weil sie für Muskelerhalt, -wachstum und -reparatur ebenso entscheidend ist wie für die Produktion von Hormonen und Enzymen, für den Transport von Stoffen in unserem Körper, für wichtige Plasma- und Transportproteine im Blut und die Fähigkeit zur Muskelkontraktion. Außerdem machen Proteine satt, was eine positive Auswirkung auf den Fettabbau haben kann.

Doch was ist denn nun eine adäquate Proteinzufuhr? Wie berechnet sich das? Die Angaben dazu schwanken wie so oft – und zu Recht. Denn sie sind natürlich abhängig davon, wie aktiv eine Person ist und welche Ziele sie im Hinblick auf den Muskelaufbau hat. Sie reichen von der durch die Deutsche Gesellschaft für Ernährung (DGE) empfohlene (Mindest-)Zufuhr für Erwachsene von 0,8 g pro kg Körpergewicht bis hin zu den von Peter Attia empfohlenen 2,2 g pro kg Körpergewicht – also mehr als die doppelte Menge. Wir haben uns mit den zugrunde liegenden Studien intensiv auseinandergesetzt, Daten ausgewertet, verglichen und abgewogen.

■ 1,5-GRAMS-OF-PROTEIN-HACK

Und wir sind wie viele andere Expertinnen und Experten so zu unserer Einschätzung gekommen: 1,5 g pro kg Körpergewicht sind für körperlich aktive Menschen eine gute Menge.

Warum? Weil es uns vor allem darum geht, die Muskelmasse bei gleichzeitig minimalen negativen Effekten zu erhalten. Es ist wie bei vielen anderen Themen auch: no solutions only trade offs, also keine eindeutigen Lösungen, dafür sinnvolle Kompromisse. Es gibt oft nicht die eine, klare Lösung, sondern es müssen Dinge abgewogen werden und jeder sollte für sich dann eine Entscheidung treffen.

In diesem Fall: Zu viel ist nicht gut und zu wenig auch nicht. Wenn wir unsere Muskeln nicht bräuchten (zum Beispiel aufgrund von wenig Aktivität), wäre eine geringe Proteinzufuhr wahrscheinlich sinnvoll für Longevity. Muskeln sind aber gerade im Alter extrem wichtig. Und ohne Proteine können Muskeln nicht gebildet werden. Schon ein kurzfristiger Proteinmangel führt zu Muskelabbau – und vor allem bei Frauen ist das verbunden mit einem hohen Risiko für Frakturen. Darauf gehen wir im Teil 4 »Bewegung« noch näher ein. Langfristig beeinträchtigt Proteinmangel dann den Stoffwechsel und die Organfunktionen – schlecht für Longevity.

Was ist besser – tierisches oder pflanzliches Protein?

Die bereits erwähnte und seit 30 Jahren laufende groß angelegte amerikanische Beobachtungsstudie (Nurses Health Study) von Ernährungsfachleuten an der Harvard University, die bislang mehr als fünfzigtausend Krankenschwestern mit unterschiedlichen Fragestellungen begleitet hat, ist hier eine wichtige Quelle. Auf Basis dieser Daten hat 2024 das Forscherteam im *American Journal of Clinical Nutrition* eine Studie veröffentlicht, wie Proteinzufuhr in der Lebensmitte mit gesundem Altern zusammenhängt. Dabei wurde zwischen verschiedenen Proteinarten und -konsum unterschieden: totale Proteinaufnahme, tierisches Protein, Milchprotein oder pflanzliches Protein?

In der Studie ging es um zwei Kernfragen: den grundsätzlichen Einfluss von Proteinen auf gesundes Altern – und die jeweiligen potenziell unterschiedlichen Auswirkungen der verschiedenen Proteinkategorien auf gesundes Altern.

Und was kam bei der Studie raus? Für uns besonders interessant ist die Tatsache, dass offenbar die Einnahme von pflanzlichem Protein im mittleren Alter mit dem geringsten Auftreten chronischer Erkrankungen assoziiert ist, gefolgt von Milchprotein. Tierisches Protein aus Fleisch hingegen weist ein höheres Risiko dafür auf.

Heißt das jetzt, dass wir gar kein tierisches Protein essen? Nein. Warum nicht, darauf gehen wir später ein.

Wie viel Protein ist auf meinem Teller?

Zur Erinnerung: Wir empfehlen für einen Longevity-Lifestyle 1,5 g Proteine pro kg Körpergewicht. Nehmen wir einmal an, du wiegst 70 kg und bist regelmäßig in Bewegung und aktiv. Deine Tagesdosis an Proteinen würde dann bei ca. 105 g Proteinen liegen, Am wichtigsten ist es, dass du die Gesamtmenge pro Tag zu dir nimmst. Hierbei ist es praktikabel, zu jeder Hauptmahlzeit ca. 30 g zu dir zu nehmen. Nur: Woher weißt du, wie viele Proteine in einem Nahrungsmittel stecken?

Die nachfolgende Tabelle finden wir besonders praktisch, weil sie einige der wichtigsten veganen, vegetarischen und fleischhaltigen Lebensmittel nach Proteinanteil sortiert enthält. Wichtig: Das sind natürlich nur grobe Richtwerte, die je nach Produkt, Zubereitungsform etc. abweichen können!

LEBENSMITTEL	Proteinmenge in g pro 100 g
HÜLSENFRÜCHTE *Gute Proteinquelle, allerdings nur Soja besonders hoch im Gehalt, sonst sehr viel Menge nötig. Wir essen zum Beispiel gerne Tofu oder Tempeh (fermentiert).*	
Tempeh (Soja)	17 g
Tofu (Soja)	12 g
Edamame (Soja)	10 g
Getrocknet (beim Kochen wird der Proteingehalt pro 100 g geringer, weil sie Wasser aufnehmen): Kichererbsen, Erbsen, Kidneybohnen, rote Linsen	20–25 g
NÜSSE UND SAMEN *Haben sehr viel Fett, daher sehr kalorienreich. Sind allerdings gesunde Fette. Und wann isst man schon mal 100 g Kürbiskerne?*	
Kürbiskerne	37 g
Hanfsamen	33 g
Sonnenblumenkerne	27 g
weitere: Pistazien, Mandeln, Sesamsamen, Leinsamen, Cashewkerne, Pinienkerne, Chiasamen, Walnusskerne, Haselnüsse	16–26 g
GETREIDE UND PSEUDOGETREIDE *Angaben ungekocht (außer für Seitan), wenn gekocht, quellen sie mit Wasser (oder Milch o. Ä.) auf und der Proteingehalt pro 100 g sinkt natürlich dadurch. Für 30 g Protein müsste man wirklich viel Getreide essen.*	
Seitan	28 g
Dinkel, Vollkorn	17 g
Wildreis, schwarz	15 g
Haferflocken (Vollkorn)	14 g
Quinoa	12 g
weitere: Bulgur, Buchweizen, Gerste, Vollkornweizen	11–12 g

LEBENSMITTEL	Proteinmenge in g pro 100 g
GEMÜSE *Für 30 g Protein müsste man wirklich viel Gemüse essen.*	
Rosenkohl	5 g
Kräuterseitlinge	4 g
Grünkohl	4 g
Brokkoli	4 g
Steinpilz	4 g
weitere: Spinat, Champignons, Rucola, Morcheln	3 g
VEGETARISCH, TIERISCHE LEBENSMITTEL, DIE NICHT FLEISCH SIND *Gute Proteinquelle, liegt von der Potenz zwischen Gemüse und Fisch/Fleisch*	
Käse (Hartkäse wie Parmesan)	35 g
Hühnerei	13 g
Magerquark	11 g
Milch	3 g
Joghurt	4 g
FLEISCH/FISCH *Sehr effiziente und nährstoffreiche Proteinquelle, in Maßen in Ernährung einbauen.*	
Geflügel, gebraten	29 g
Thunfisch in Öl, abgetropft	21 g
Rinderfilet gebraten	29 g
Forelle, gekocht	20 g
Lachsfilet	25 g

Quellen: Nu3, Eiweißreiche Lebensmittel und Vegan Fitness & Foods, Top vegane Proteinquellen

WHERE-IS-MY-PROTEIN-HACK

Dein Fokus ist Protein! Versuche, deinen Teller immer um das Protein »drum herum« zu gestalten. Suche dir vor einer Mahlzeit also erst etwas mit vielen Proteinen aus und entscheide dich dann, was dir dazu schmeckt – egal, ob du selbst kochst oder essen gehst. Dein Fokus liegt immer auf der Proteinquelle.

KATI *Bei mir verteilen sich die 100 g Proteine auf drei Einnahmen: Mittagessen, Abendessen und einen Snack zwischendurch. Ich denke mir dazu immer neue 35-g-Proteinportionen aus, damit ich regelmäßig abwechseln kann. Dafür habe ich eine Liste, damit ich nicht immer wieder neu darüber nachdenken muss.*

PRAKTISCH: PROTEINPULVER UND -SHAKES

Proteinpulver sind eine gute Möglichkeit, um deinen Proteinbedarf aufzufüllen, wenn du mal keine Zeit oder Gelegenheit hast, genug Proteine mit deiner Nahrung zu dir zu nehmen. Es gibt verschiedene Arten: vegane aus Reisprotein, Sojaprotein oder Erbsenprotein, dann Milchproteine wie Molke (Whey), und Eiprotein. Proteinpulver werden medial immer wieder zerrissen, wir verstehen nicht ganz, warum. Vielleicht liegt es auch daran, dass sie oftmals mit Zucker, Zusatzstoffen und Aromen angereichert sind, aber ganz ehrlich: Das ist auch nicht schlimmer als bei Fruchtjoghurt und man kann ja auch zu einer Alternative ohne Zusätze greifen!

Es gibt verschiedene Sorten: von neutral und ganz ohne Zusatzstoffe bis hin zu vielen Geschmacksvarianten. Letztere sind übrigens für den Einstieg super easy: Proteinpulver mit Geschmack (zum Beispiel Schoko) oder als Shake mit Wasser oder Mandelmilch oder anderer Milch anrühren. Unser Tipp: Eiswürfel dazu. Diese Shakes sind auch klasse auf Reisen, wenn kein Mixer verfügbar ist und man nicht weiß, ob man genug Proteine bekommt. Ein bisschen aufwendiger sind Protein-Smoothies mit püriertem Gemüse oder TK-Beeren. Auch Müsli, Joghurt oder Quark lassen sich mit Proteinpulver anreichern – und ein Pulver mit neutralem Geschmack funktioniert auch eingerührt in Suppen und Saucen.

Wir selbst nehmen vegane und tierische Proteinpulver zu uns, neutral und mit Geschmack. Wir haben uns für einen vertrauenswürdigen Hersteller entschieden, der möglichst wenige künstliche Zusatzstoffe verwendet und keinen Zucker zusetzt.

FIND-YOUR-POWDER-HACK

Suche dir zwei Proteinpulver, die für dich funktionieren: eins mit Geschmack und ein neutrales. Damit bist du auf alle Eventualitäten wie spontane Reisen oder ungewohntes Essen gut vorbereitet.

KRISTINE *Ich portioniere mein Proteinpulver vor anstehenden Reisen in kleinen Boxen zu ca. 25 bis 30 g Protein, sodass ich auch direkt die benötigte Menge zur Hand habe und nicht die ganze große Packung mitschleppen muss.*

UNSERE LIEBLINGSSNACKS MIT VIEL PROTEIN

- *Magerquark (zum Beispiel mit Beeren und Saaten)*
- *Harzer Käse*
- *Hüttenkäse*
- *Proteinriegel mit mehr als 10 g Protein pro 100 Kalorien*
- *Eier*

EIER – WUNDERWAFFE ODER CHOLESTERINSCHLEUDER?

Es gibt wenig Lebensmittel, um die sich so viele Mythen und Falschannahmen ranken wie ums Hühnerei. Fangen wir mit den Fakten an: Eier enthalten wichtige Nährstoffe wie Proteine (ca. 8 g pro Ei), Fett, Vitamine, Mineralstoffe und Cholesterin. Letzteres hat das Ei in Verruf gebracht. Die DGE schreibt 2024, dass nur ein Ei pro Woche ausreicht. Nur: Stimmt das so? Und ist das auch wissenschaftlich begründet? Die Zahlen zum tatsächlichen Eierkonsum sprechen eine ganz andere Sprache. Demnach verzehrten die Deutschen 2022 im Schnitt 230 Eier pro Jahr, 2023 waren es sogar 236, also pro Person durchschnittlich 4,5 Eier die Woche!

Und wie sieht das im Hinblick auf Longevity aus? Auch der Ernährungsexperte und Veganer (!) Nico Rittenau ist davon überzeugt, dass der Eierkonsum aufgrund der hohen Nährstoffdichte gesundheitsfördernd und damit Longevity-geeignet ist. Auch der Cholesterin-Verdacht lässt sich nicht schlüssig nachweisen, weil der Körper normalerweise seinen Cholesterinspiegel selbst regulieren kann und der Cholesterinstoffwechsel (leider) im Wesentlichen genetisch determiniert ist.

Fazit: Das Ei schmeckt, ist eine gute Proteinquelle und darf gerne gegessen werden. Wir essen im Schnitt übrigens 1 bis 2 Eier pro Tag! ■

FETT MACHT NICHT FETT, SONDERN IST GESUND!

Zugegeben, unsere Überschrift braucht einige Erklärungen, um so stehen bleiben zu können. Aber vom Grundsatz her stimmt's: Fette sind zwar sehr kaloriendicht, aber unser Körper braucht gesunde Fette, da zum Beispiel manche Vitamine (fettlösliche

Vitamine wie E, D, K, A) nur zusammen mit Fetten aufgenommen werden können. Das entscheidende Wort ist hier »gesund« – und der Umkehrschluss, der sich daraus ableiten lässt: Es gibt nämlich auch ungesunde Fette.

Was sind Fette eigentlich?

Fette sind Nährstoffe, die unser Körper zum Beispiel als Energielieferant oder für die Hormonproduktion benötigt. Denn sie nehmen fettlösliche Stoffe wie Vitamine oder essenzielle Fettsäuren auf und transportieren sie durch den Körper. Im allgemeinen Sprachgebrauch wird allerdings zwischen »guten« und »schlechten« Fetten unterschieden, was mit ihrer Zusammensetzung und Wirkungsweise auf unseren Körper zu tun hat. »Schlecht« bedeutet in diesem Zusammenhang, dass sie in Maßen zwar okay für den Körper sind und ihn mit Nährstoffen versorgen, zu viel Konsum aber aus verschiedenen Gründen schädlich sein kann. Doch auch bei »guten« Fetten ist die Menge entscheidend. Übermäßiger Konsum kann zu einer zu hohen Kalorienaufnahme führen.

Professor Gerhard Jahreis hat jahrelang am Institut für Ernährungswissenschaften der Universität Jena über Fette geforscht und kennt die meisten Studien dazu. Klar ist für ihn, dass Fette zu den Grundnährstoffen zählen und »für unsere Gesundheit unverzichtbar« sind. »Ungesund wird es erst, wenn wir zu viel davon essen. Und wir sollten darauf achten, welche Fette wir wählen. Entscheidend ist ihr Gehalt an gesättigten und ungesättigten Fettsäuren.«

Was ist an »guten« Fetten gut?

»Gute« Fette sind einfach und mehrfach ungesättigte Fettsäuren. Man erkennt sie daran, dass sie bei Zimmertemperatur meist flüssig sind. Sie kommen in pflanzlichen Ölen (Olivenöl, Leinöl oder Hanföl), aber auch in Nüssen oder Samen vor. Besonders wichtig für uns sind hier die sogenannten Omega-3-Fettsäuren und Omega-6-Fettsäuren. Bekommt unser Körper nicht genug davon, wird er krank. Meist macht sich dieser Mangel zunächst über Hautprobleme, Haarausfall oder Konzentrationsschwäche bemerkbar.

Was ist an »schlechten« Fetten schlecht?

Gesättigte Fettsäuren gelten als »schlechte« Fette. Es wird angenommen, dass sie bei übermäßigem Verzehr Diabetes, Gefäßverkalkungen und Herz-Kreislauf-Erkrankungen fördern. Gesättigte Fettsäuren stecken zum Beispiel in Fleisch, Butter, Fertigpizza oder Nutella. In Maßen konsumiert sind sie allerdings nicht schädlich, sondern haben ebenfalls wichtige Funktionen in unserem Körper, wie aktuelle Studien zeigen – und damit Bewegung in die Diskussion bringen. Viel beachtet und zitiert wird in diesem Zusammenhang die dänische Studie von Arne Astrup und seinem Team an der Universität Kopenhagen, die 2020 veröffentlicht wurde. Ihr Tenor: Gesättigte Fettsäuren sind besser als ihr Ruf und sollten von der schwarzen Liste gestrichen werden. Allerdings lässt auch diese Studie keinen Zweifel daran, dass industrielle Transfette, die immer dann entstehen, wenn Fette stark erhitzt oder gehärtet werden, nicht gut für die Gesundheit sind. Diese Transfette verstecken sich vor allem in Pommes, Fertigprodukten, Chips und Süßigkeiten – und können nach einer kanadischen Metastudie der School of Medicine in Hamilton/Ontario, die dazu über 70 Publikationen zum Thema ausgewertet hat, bei regelmäßigem Konsum das Risiko von Herz-Kreislauf-Erkrankungen um 21 Prozent erhöhen – und die Wahrscheinlichkeit, daran dann auch zu sterben, um 28 Prozent. Nach Longevity klingt das nicht.

■ **SWITCH-TO-GOOD-FATS-HACK**

Tu deinem Körper Gutes und stelle ihm ab sofort viele ungesättigte Fettsäuren zur Verfügung. Also Nüsse und Mandeln statt Chips, keine Fertigprodukte und weniger Fleisch.

Nachdem wir uns ausführlich mit Kohlenhydraten, Proteinen und Fetten sowie ihrem Einfluss auf unseren Körper und unsere Gesundheit befasst haben, verändern wir jetzt unseren Fokus und schauen uns Pflanzen genauer an.

PFLANZEN FOR PRESIDENT – MIKROBIOM, BALLASTSTOFFE UND ANTIOXIDANTIEN

Mehr Pflanzen essen – warum? Das hat unter anderem mit deinem Darm zu tun: Dort leben nämlich zahllose Mikroben, also Kleinstlebewesen, die sich im Dünn- und Dickdarm angesiedelt haben – vor allem Bakterien, aber auch Viren und Pilze. Sie brauchen Nahrung, um ihre lebenswichtigen Funktionen erfüllen zu können. Das bestätigt eine Metastudie des slowakischen Physicians Committee for Responsible Medicine (PCRM) und des slowakischen Staatsministeriums für Bildung, Wissenschaft, Forschung und Sport, aus der hervorgeht, dass Menschen durch eine pflanzenbasierte Ernährung ihr Mikrobiom positiv beeinflussen können.

Ein gesunder Darm ist essenziell für sehr viele Prozesse im Körper, wie zum Beispiel das Immunsystem, die Verdauung und Nährstoffaufnahme und die mentale Gesundheit. Über Pflanzenbestandteile machst du dein Mikrobiom glücklich und leistungsstark – und dazu sollten im Idealfall über 30 unterschiedliche Pflanzen pro Woche Teil deiner Ernährung sein, um dein Mikrobiom im Darm fit zu halten, diese Empfehlung stammt von dem amerikanischen Gut Project. Artenvielfalt ist hier das Motto für dein funktionierendes Darm-Biotop – wir reden hier immerhin von rund 100 Billionen Mikroorganismen, die versorgt werden wollen! Und das schaffst du am besten, indem du mehr und verschiedene pflanzliche Nahrungsmittel zu dir nimmst. Dazu zählen zum Beispiel auch Kaffee, Gewürze wie Zimt, Knoblauch und frische Kräuter.

■ **EAT-THE-RAINBOW-HACK**

Je bunter du isst, desto besser! Ein guter Einstieg und ganz einfach: Unterschiedliche Nährstoffe haben auch unterschiedliche Farben. Dein Mikrobiom im Darm braucht mindestens 30, besser 50 Pflanzenarten pro Woche, um zu gedeihen und gute Arbeit für deinen Körper zu leisten.

KATI *Ich finde, bunte Gemüsepfannen sind eine super Möglichkeit, um viele »Plant Points« zu sammeln. Ich nehme gerne jeweils etwas Tiefkühlgemüse (zum Beispiel Erbsen, Edamame, Bohnen) und brate es mit Zwiebeln, Knoblauch und allen Gemüse- und Kräutersorten an, die mein Kühlschrank gerade hergibt. Kräuter sind auch Pflanzen – also immer darauf achten, dass du mit Kräutern würzt (es können auch getrocknete sein).*

KRISTINE *Ich achte darauf, dass ich im Supermarkt oder auf dem Wochenmarkt nicht immer das gleiche Gemüse kaufe (Paprika und Gurke lassen grüßen), sondern auch mal neue Sorten probiere. Das macht meine Auswahl buchstäblich bunter!*

Für uns besonders spannend ist die Geschwindigkeit, mit der die Darmflora auf Veränderungen reagiert. So konnte das slowakische Forscherteam auch feststellen, dass sich schon nach einer Woche Umstellung auf Pflanzenkost die Darmflora messbar verbessert, für eine langfristige Wirkung braucht es etwa drei Monate. Leider funktioniert das auch in der Gegenrichtung, du musst also dranbleiben, um den gewünschten Effekt zu halten.

■ **EAT-50-%-PLANTS-HACK**

Der Großteil deines Essens sollte aus Pflanzen bestehen (Gemüse, Obst, Hülsenfrüchte, Nüsse, Samen, Getreide).

BALLASTSTOFFE ALS STIMULANZIEN

Ballaststoffe sind pflanzliche Faser- und Quellstoffe. Sie sind weitgehend unverdaulich und enthalten praktisch keine Kalorien. Früher betrachtete man sie deshalb als Ballast, daher der Name. Inzwischen weiß man: Ballaststoffe sind für unsere Gesundheit unverzichtbar. Du brauchst Ballaststoffe, die deinen Darm stimulieren und für Sättigung sorgen. So hat eine Metaanalyse mit über einer Million Teilnehmern ergeben, dass sich beim Konsum von 10 g mehr Ballaststoffen pro Tag die Sterblichkeitsrate um 10 Prozent verringert. Der durchschnittliche Verzehr in Deutschland liegt laut der Nationalen Verzehrstudie II, die im Auftrag des Bundesministeriums für Ernährung und Landwirtschaft erhoben wurde, bei nur 18 g pro Tag bei Frauen und 19 g pro Tag bei Männern. Für Erwachsene werden von der DGE 30 g Ballaststoffe pro Tag empfohlen (mehr geht auch, wenn man sie verträgt und es nicht zu Verdauungsproblemen führt). Die Allgemeine Ortskrankenkasse (AOK) hat das ausgerechnet: Die Menge entspricht in der Summe drei Scheiben Vollkornbrot, zwei bis drei Kartoffeln, jeweils einer Portion (= einer Handvoll) Brokkoli und Paprika, einem Apfel und einer Portion Beeren – das schaffen wir ja wohl locker!

■ EAT-WHOLE-FOOD-HACK

Nimm täglich vollständige Nahrung, also ausreichend unverarbeitete, ballaststoffreiche Nahrung zu dir, um deinen Darm zu unterstützen!

Ballaststoffe sorgen für ein lang anhaltendes Sättigungsgefühl und wirken daher auch überschüssigem Fett entgegen, weil man nicht so schnell wieder Hunger hat. Da sie die Darmtätigkeit anregen und unser Darm so wichtig für unser Immunsystem ist, sind sie auch gut für unsere Immunabwehr. Die DGE nennt in diesem Zusammenhang zahlreiche weitere präventive Effekte, wie zum Beispiel die niedrigere Wahrscheinlichkeit, an koronaren Herzkrankheiten, Diabetes Typ 2, Schlaganfall oder Krebs zu erkranken und weist auf die Verringerung des Sterberisikos hin. Also her mit den Ballaststoffen – nur wo stecken sie drin? Sie finden sich in:

- Lebensmitteln mit Schale (wenn essbar, zum Beispiel in Salatgurken oder Äpfeln)
- Vollkorngetreideprodukten
- Gemüse (im Ofen, blanchiert – nicht zu lange, roh, gebraten)
- Hülsenfrüchte
- Kartoffeln
- Obst (aber: je höher der Wassergehalt, desto geringer die Ballaststoffmenge)
- Saaten und Samen

Pflanzen und Ballaststoffe enthalten zudem einen weiteren Booster in Sachen Longevity: Antioxidantien.

WAS SIND ANTIOXIDANTIEN?

Antioxidantien sind Vitamine und Mineralstoffe, die sich im Körper freie Radikale schnappen und sie binden, um zu verhindern, dass sie andere Moleküle beschädigen. Antioxidantien werden deshalb auch Radikalfänger genannt. Freie Radikale entstehen durch chemische Prozesse, die zum Beispiel durch UV-Strahlung, Alkoholkonsum, Rauchen oder Umwelteinflüsse ausgelöst werden. Auch bei einem ganz normalen Stoffwechsel bilden sich freie Radikale. Sie können dazu führen, dass Zellen ihre eigentliche Funktion verlieren, schneller altern oder entarten. Das nennt man auch oxidativen Stress. Wahrscheinlich hat dieser Stress auch Einfluss auf die Entstehung von verschiedenen Krankheiten wie Herz-Kreislauf

Erkrankungen, Krebserkrankungen, Diabetes, Alzheimer und anderen, außerdem beschleunigt oxidativer Stress auch die Hautalterung. Genau das können Antioxidantien verhindern, indem sie als Schutzmoleküle wirken und so die anderen Zellen gesund halten. Ganz auf null wollen und können wir die freien Radikale nicht bringen, denn sie erfüllen in moderaten Mengen auch wichtige Zwecke in unserem Körper. ■

TIERISCH ODER PFLANZLICH?

Wir haben uns ja schon beim Thema Proteine mit der Frage »tierisch versus pflanzlich« beschäftigt, tauchen aber hier tiefer ein: Taugen tierische Produkte also nichts für Longevity? So pauschal kann man das nicht sagen. Um das bewerten zu können, muss man sich die gängigen Ernährungskonzepte inklusive ihrer Vor- und Nachteile anschauen. Wir konzentrieren uns dabei auf die bekanntesten Konzepte.

Die bekanntesten Ernährungsmodelle sind derzeit omnivor, vegetarisch/vegan und karnivor. Dazu kommen Mischformen wie Flexitarismus, pflanzenbasierte Ernährung oder mediterrane Ernährung, um die wichtigsten zu nennen. Im Hinblick auf unsere Longevity-Reise werden sie in der Forschung unterschiedlich bewertet. Wichtig: Unser Fokus liegt auf gesundheitlichen Vor- und Nachteilen für Longevity, das Thema Nachhaltigkeit/ Umweltaspekte behandeln wir hier bewusst nicht. Das bedeutet natürlich nicht, dass wir es für irrelevant halten – es würde nur an dieser Stelle viel zu weit führen.

Wir haben dir die wichtigsten Longevity-fokussierten Fakten der verschiedenen Ernährungsformen zusammengetragen.

VEGETARISCHE/VEGANE ERNÄHRUNG

Während Menschen, die sich vegan ernähren, komplett auf tierische Produkte verzichten, verzichten Vegetarier in der Regel nur auf Fleisch und Fisch.

Die Deutsche Gesellschaft für Ernährung hat früher für Kinder, Jugendliche, Schwangere und Stillende vom Veganismus abgeraten, da sie eine Unterversorgung mit lebenswichtigen Nährstoffen befürchtete. Die Gefahr des Nährstoffmangels wird in diesem Kontext immer wieder genannt – häufig verbunden mit der Forderung, bei diesem Ernährungsmodell Supplemente hinzuzufügen (wie es inzwischen auch die DGE empfiehlt). Das gilt teilweise auch für die vegetarische Ernährungsform, wenn auch nicht so ausgeprägt. So warnt die Verbraucherzentrale vegetarisch lebende Menschen vor allem vor einem Mangel von:

- Eisen
- Jod
- B12
- Omega-3-Fettsäuren
- essenziellen Aminosäuren

Bei veganer Ernährung kommt noch mehr dazu: Neben einer Unterversorgung an Eisen, das bei dieser Ernährungsform schlecht für den Körper verwertbar ist, können zusätzlich folgende Mängel auftreten:

- Niacin (Vitamin B3)
- Riboflavin (Vitamin B2)
- Zink
- Calcium
- Jod
- Selenium

Allerdings gib es auch Vorteile: Denn bei dieser Art der Ernährung nimmst du wahrscheinlich mehr Ballaststoffe, Antioxidantien, Kalium, Magnesium, Folsäure und die Vitamine A, C und E zu dir – und weniger gesättigte Fettsäuren. Vorsicht: Lebensmittel, die als »vegan« gekennzeichnet werden, sind nicht zwangsläufig gesund. Gerade in verarbeiteten Lebensmitteln können sich massenhaft ungesunde Transfette verstecken!

Eine spannende Zwillingsstudie, in der 22 Zwillingspaare, die bislang omnivor gelebt hatten, randomisiert und entweder veganer oder omnivorer Ernährung zugewiesen wurden, erbrachte zahlreiche Ergebnisse, die für das vegane Ernährungsmodell sprechen. So lag im Anschluss das Cholesterinlevel bei den Veganerinnen und Veganern deutlich unter dem der Omnivoren-Gruppe. Außerdem zeigte die Veganer-Gruppe einen 20-prozentigen Abfall des Nüchtern-Insulins (wichtiger Biomarker nicht nur für Diabetes). Die Studie, die unter Leitung von Professor Christopher Gardner an der Stanford University in den USA durchgeführt wurde, sorgte im Anschluss für viel Aufregung: So wurde den Forschenden unterstellt, das Ergebnis in Richtung veganer/vegetarischer Ernährung beeinflusst zu haben. In Longevity-Kreisen gab unter anderem Simon Hill dem Autor als Gast in seinem Podcast später die Möglichkeit, sich zu rechtfertigen und die Vorwürfe zu entkräften.

Viele andere Studien gehen in dieselbe Richtung, sind sich aber einig darüber, dass es insbesondere im Veganismus trotz vieler Vorteile zu Mangelerscheinungen kommen kann, die ausgeglichen werden müssen. Unsere Empfehlung: Wenn du dich für eine vegane oder vegetarische Ernährung entscheidest, lasse regelmäßig einen medizinischen Check-up durchführen, um mögliche Mängel aufzudecken. Denn vor allem ein Proteinmangel kann für dich auf deiner Longevity-Reise zum Problem werden, da er dem Muskelaufbau entgegenwirkt. Du solltest dich dazu also umfassend beraten lassen.

DAS KONTRASTPROGRAMM: DIE KARNIVORE ERNÄHRUNG

Die karnivore Ernährung erlaubt ausschließlich tierische Produkte, also Fleisch, Fisch, Eier und Milchprodukte. Das schafft natürlich kaum jemand – und schon gar nicht über einen langen Zeitraum hinweg. Wir reden hier also eher von einer tendenziell karnivoren Ernährung. Dahinter steht das Ziel, möglichst keine Kohlenhydrate zu sich zu nehmen, damit der Körper sich an seinen eigenen Fettreserven bedienen muss. Dafür liefert diese Ernährungsform viele Proteine, die der Körper gut verwerten kann.

Besser bekannt ist dieses Prinzip als Ketogene Diät oder kurz Keto-Diät. Diese Ernährungsform zeichnet sich durch einen extrem fettreichen und kohlenhydratarmen Speiseplan aus, also weitestgehend den Verzicht auf Brot, Nudeln oder Reis, pflanzliche Öle oder Gemüse und Obst, während fettreiche Lebensmittel wie Fleisch, Fisch, Eier, Nüsse und bestimmte Öle einen Großteil der Ernährung ausmachen. Ist der Kohlenhydratspeicher im Körper vollständig geleert (und das kann einige Tage dauern), kommt der Körper in den Zustand der Ketose. Das bedeutet, dass seine Fettdepots freie Fettsäuren abgeben, um sie in Energie umzuwandeln. Dies führt zu Fettabbau.

Und wie kommt es dazu, dass (zumindest in den sozialen Medien) die Anhängerschaft der karnivoren Ernährung ordentlich Zulauf bekommt? Wir wissen es nicht, könnten uns aber vorstellen, dass hier der Diät-Faktor im Sinne von Fettabbau und idealtypischen Körperformen möglicherweise mit hineinspielt. Außerdem wird dieser Trend durch sogenannte Meatfluencer in den sozialen Medien gepusht. Wie lange sich Menschen aber tatsächlich streng nach den karnivoren Vorgaben ernähren, ist kaum herauszufinden, zumal manche der einstigen Meatfluencer ihre Positionen inzwischen teilweise revidiert haben und die Vorteile von Kohlenhydraten anerkennen.

Das Hauptproblem der karnivoren Ernährung sind die »schlechten« Fette, der Mangel an Nährstoffen durch den Verzicht auf Gemüse und sehr viel Salz – und damit ein gesteigertes Krankheitsrisiko. Das wird in Expertenkreisen weltweit meist kritisch gesehen, weiß auch Dr. Antje Gahl von der DGE. Neben unkontrolliertem Gewichtsverlust nennt sie vor allem Schwäche, Müdigkeit und Atemschwierigkeiten als negative Begleiterscheinungen und weist auf die Risiken für Gicht, Darmkrebs und Herz-Kreislauf-Störungen hin. Damit scheidet dieses Ernährungsmodell für uns als Longevity-tauglich definitiv aus!

OMNIVORE ERNÄHRUNG

»Omnivor« ist der Fachbegriff für Allesfresser. Das klingt natürlich nicht sonderlich charmant, trifft es aber gut. Denn die meisten Menschen ernähren sich so. Zu der Omnivor-Gruppe gehört natürlich auch der Flexitarismus mit den Teilzeitvegetarierinnen und -vegetariern, die an den meisten Tagen auf Fleisch verzichten. Ihre Ernährung ist pflanzenbasiert, sie nehmen aber minimale Mengen tierischer Produkte zu sich.

Die Vorteile der omnivoren Ernährung liegen auf der Hand: Denn tierische Produkte sind eine wichtige Proteinquelle, versorgen uns über Fleisch mit ausreichend Eisen, liefern das Vitamin B12 und wichtige Omega-3-Fettsäuren. Problematisch sind die darin enthaltenen gesättigten Fette. Eine aktuelle Studie des Deutschen Krebsforschungszentrums (DKFZ) in Heidelberg, die gemeinsam mit Forschungsteams der Universität Würzburg und dem Stammzellinstitut HI-STEM durchgeführt und 2024 in der Zeitschrift *Nature* veröffentlicht wurde, gilt als State of the Art und benennt das Problem überdeutlich: Auch in der omnivoren Ernährung können potenziell zu viele Fleisch- und Milchprodukte eher schädlich sein. Und wie bringen wir diese Fakten mit unserem Ziel Longevity zusammen?

MEDITERRANE ERNÄHRUNG – DER GOLDSTANDARD

Die mediterrane Ernährung ist eine omnivore Mischform mit einer moderaten Menge an tierischen Produkten. Sie steht für eine gesunde und ausgewogene Ernährung und ist wissenschaftlich richtig gut untersucht. Die nachfolgende Ernährungspyramide, die andere Schwerpunkte setzt als die aus dem Biounterricht, visualisiert das Konzept der mediterranen Ernährung anschaulich.

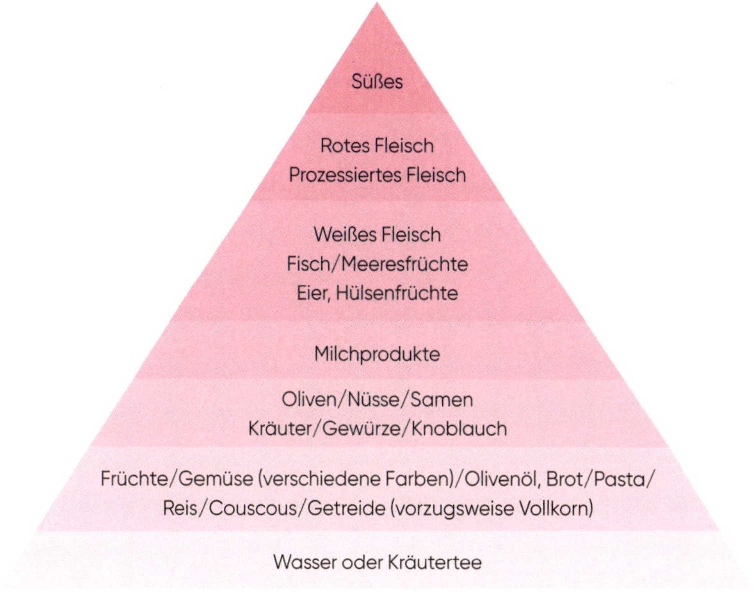
Süßes
Rotes Fleisch
Prozessiertes Fleisch
Weißes Fleisch
Fisch/Meeresfrüchte
Eier, Hülsenfrüchte
Milchprodukte
Oliven/Nüsse/Samen
Kräuter/Gewürze/Knoblauch
Früchte/Gemüse (verschiedene Farben)/Olivenöl, Brot/Pasta/
Reis/Couscous/Getreide (vorzugsweise Vollkorn)
Wasser oder Kräutertee

MEDITERRANE ERNÄHRUNGSPYRAMIDE

Die wichtigsten gesundheitsrelevanten Vorteile der mediterranen Ernährung:

- Ballaststoffreiche Nahrung
- Hoher Anteil an gesunden Fetten (ungesättigte Fettsäuren!) aus Olivenöl, Nüssen
- Beinhaltet Fleisch, aber eben in Maßen
- Enthält generell viele Nährstoffe durch viele Pflanzenbestandteile

Die Idee einer gesunden »Mittelmeerdiät« ist nicht neu, sondern wurde bereits in den Fünfzigerjahren das erste Mal beschrieben (Seven Countries Study). Demnach hatten Südeuropäerinnen und -europäer eine erhöhte Lebenserwartung und eine niedrigere Inzidenz für koronare Herzerkrankungen, Krebs und andere nicht übertragbare Krankheiten. Diese Ergebnisse wurden bis heute zigfach belegt, untermauert und spezifiziert und sind überall veröffentlicht. Einig sind sich fast alle: Mediterrane Ernährung ist gesund - und wirkt daher auch lebensverlängernd.

REIZTHEMA FLEISCH – GENIESSEN ODER VERZICHTEN?

Das Thema Fleischkonsum dürfte wohl im Bereich der Ernährung am umstrittensten sein. Die Debatte ist dabei hochemotional und kann ganze Familien spalten.

Was hat uns Fleisch gesundheitlich zu bieten? Grundsätzlich ist Fleisch nährstoffdicht, dank seiner Proteine, Eisen und bioaktiven Komponenten, auch Carninutrients genannt.

WAS SIND CARNINUTRIENTS?

Carninutrients sind Nährstoffe, die primär oder in relevanten Mengen in tierischen Produkten vorkommen. Dazu zählen zum Beispiel Zink, EPA/DHA (tierische Omega-3-Fettsäuren), Methionin, Lysin, Carnosin, Creatin, B12, Eisen, Vitamin D3, Vitamin A als Retinol, Taurin und Carnitin. Es gibt erste Studien, die darauf hindeuten, dass manche von ihnen eine Relevanz für Longevity haben, zum Beispiel Taurin. Außerdem wird vermutet, dass es weitere Carninutrients gibt, die noch nicht einmal bekannt sind. ■

Fleisch bietet alle essenziellen Aminosäuren, also Proteine, die der Körper besonders gut verwerten kann - und sein enthaltenes Fett ist für unseren Hormonhaushalt wichtig. Allerdings enthält Fleisch auch viel gesättigte (also »schlechte«) Fettsäuren, die - wie wir schon gesehen haben - bei zu hohem Konsum negative Auswirkungen auf unsere Gesundheit haben können. Außerdem kursiert nach wie vor der Verdacht, dass rotes Fleisch, vor allem in verarbeiteter Form, krebsfördernd sein könnte. Wir essen kleine Mengen Fleisch, aber achten dabei sehr auf die Herkunft. Das ist häufig auch eine Frage der Kosten: Gutes Bio-Fleisch ist teuer. Wir genießen es dafür selten, dann aber umso mehr.

KATI *Als ich in einer Phase war, in der ich Fett abbauen musste, haben ich über zwei Jahre auf Fleisch verzichtet. Dann wurde jedoch ein Eisenmangel festgestellt, und auch einige andere Blutwerte deuteten darauf hin, dass es gut für mich wäre, wieder etwas Fleisch zu essen. Nun esse ich ca. zweimal die Woche mageres Fleisch - regional und bio.*

DIE TELLERANALYSE

Wir haben dir jetzt die wichtigsten Eckpfeiler der gesunden Ernährung vorgestellt. Am Ende entscheidest natürlich du, was für dich das optimale Modell ist. Deine Ernährung sollte immer an deine individuellen Bedürfnisse, Vorlieben und konkreten Gesundheitsziele angepasst werden, nicht »stur« einem Ernährungsguru folgen. Vor allem ist es wichtig, dass du Lust hast, dich langfristig so zu ernähren, dass es dir Spaß macht, schmeckt – und das Essen für dich verfügbar ist.

Egal, ob du dir an einem Buffet einen Teller zusammenstellst, selbst etwas zuhause kochst oder dir im Restaurant ein Gericht auf der Speisekarte aussuchst, denke dabei immer an dein Ernährungskonzept und daran, was du dir vorgenommen hast. Hierbei hilft uns die Telleranalyse.

ANALYZE-YOUR-PLATE-HACK

Analysiere, was du auf deinen Teller legst. Wenn du dir einen Teller für eine Hauptmahlzeit zusammenstellst, lerne, dich bestimmte Dinge zu fragen, wie:

- Ist genug gesundes Protein darauf?
- Sind mindestens 50 Prozent auf dem Teller Pflanzen?
- Sind sie möglichst bunt?
- Sind gesunde Fette dabei?
- Gibt es ausreichend komplexe Kohlenhydrate?

Nun haben wir für dich noch ein paar »Deep Dives« zu speziellen Ernährungsthemen zusammengestellt.

NO-GOS? ZUCKER, ALKOHOL UND CO.

Ganz gleich, für welches Ernährungsmodell du dich entscheidest: Es gibt Lebensmittel, von denen du die Finger lassen solltest, wenn Longevity dein Ziel ist. Dazu gehört vor allem Zucker, aber auch Alkohol, stark verarbeitete Lebensmittel von Fertigpizza bis Nutella und leider auch Frittiertes. Warum das so ist, erklären wir dir in Kurzform auf den nächsten Seiten.

Zucker ist in erstaunlich vielen Lebensmitteln enthalten, denn die meisten Menschen mögen den süßen Geschmack. Dummerweise besitzt Zucker mit 400 Kilokalorien (kcal) auf 100 g eine gigantische Kaloriendichte und ist dabei auch noch nährstoffarm. Der Körper braucht diesen zusätzlichen Zucker nicht unbedingt – zumal er sich selbst durch eigene Glukosebildung aus Nährstoffen vollständig versorgen kann. Zucker wandert nach dem Verzehr (wenn er nicht gerade durch Training verbraucht wird) zunächst in Leber und Muskeln, wo er gespeichert wird – bei Überschuss wird er in Fett umgewandelt. Das macht der Körper automatisch, um Energiereserven für schlechte Zeiten anzulegen. Die braucht er heutzutage meist gar nicht, weswegen diese Fettreserven irgendwann zu viel werden und zu Erkrankungen führen können. Deshalb wird der übermäßige Konsum von Zucker für eine Reihe ernährungsbedingter Krankheiten wie Adipositas, Diabetes Typ 2, Herz-Kreislauf-Erkrankungen, Depressionen, Schlafstörungen und Konzentrationsschwäche verantwortlich gemacht. Darauf weisen inzwischen sämtliche Krankenkassen auf ihren Websites hin, indem sie die aktuellen Forschungsergebnisse skizzieren und so versuchen, präventiv zu wirken. Auch die DGE aktualisiert ihre Empfehlungen regelmäßig und von der WHO gibt es einen Global Action Plan, um das Problem mit dem Zucker in den Griff zu bekommen. Denn wir Menschen essen zu viel Zucker – aktuell sind es im Schnitt 95 g am Tag! Das ist richtig viel und kommt auch dadurch zustande, dass Zucker in vielen verarbeiteten Lebensmitteln ein wesentlicher Bestandteil ist.

Die Deutsche Diabetes Gesellschaft e. V. empfiehlt, dass nicht mehr als ein Zehntel des täglichen Kalorienbedarfs aus freiem Zucker bestehen sollte. Bei einem Kalorienbedarf von 2500 kcal wären das demnach 250 kcal Zucker, was in etwa 50 g entspricht. Zur Orientierung: Ein Esslöffel fasst rund 16 g Zucker. Das Problem: Zucker ist in vielen Lebensmitteln versteckt, wie auch zum Beispiel in Fruchtsäften (selbst wenn sie nicht zusätzlich gesüßt sind) – und 50 g sind schnell aufgebraucht. Süßstoffe können eine Alternative darstellen.

Alkohol gehört in unserer Gesellschaft in vielen Situationen »zum guten Ton«. Das ist ernährungstechnisch eine Katastrophe, da tatsächlich jeder einzelne Tropfen ungesund ist. Alkohol ist definitiv Gift – und zwar für unsere Zellen, die er zerstört, und für unser Gehirn, in dem er als Nervengift wirkt und dessen Funktionen er beeinflusst. Das merken wir daran, dass wir durch Alkohol in einen veränderten Bewusstseinszustand kommen.

Es gibt eine lineare Beziehung zwischen Alkohol und einer erhöhten Sterbewahrscheinlichkeit, Krebsarten, Bluthochdruck und Herz-Kreislauf-Erkrankungen. Das zeigt auch eine große Lancet-Metastudie aus dem April 2018, in der mehr als eine halbe Million Personen aus 19 Ländern befragt und untersucht sowie 83 Studien ausgewertet wurden. Demnach senkt bereits der Konsum von 100 bis 200 g Alkohol pro Woche die Lebenserwartung um sechs Monate – und wer mehr als 350 g pro Woche zu sich nimmt (das entspricht in etwa zwei großen Gläsern Bier oder einem halben Liter Wein am Tag), stirbt etwa vier bis fünf Jahre früher. Das Problem ist die große soziale Rolle, die Alkohol in unserer Gesellschaft spielt. Unser Tipp: Mach's einfach nicht – und wenn, nur selten, dafür mit Genuss.

KRISTINE *Ich trinke zum Beispiel, wenn überhaupt, nur am Wochenende oder zu besonderen Anlässen Alkohol – und dann nur ein Glas, und das sehr bewusst. Dann entscheide ich mich allerdings nicht für einen Cocktail mit viel Zucker darin, sondern meist für ein Glas Rotwein.*

Hochverarbeitete Lebensmittel wurden im Prozess der Verarbeitung verändert. Als sogenannte UPS (Ultraproceeded Foods) wurden ihnen außerdem künstliche Zusatzstoffe zugeführt. Sie dienen dazu, Geschmack zu erzeugen oder zu verstärken, die Lebensmittel haltbar zu machen oder sie farblich und optisch aufzupeppen. Typische Beispiele sind Wurstwaren, Backwaren ohne Vollkorn, die nicht frisch hergestellt wurden, Trockensuppen, Softdrinks, Eiscreme, Süßigkeiten sowie Fertiggerichte wie Tiefkühlpizza. Das Problem: Diese Produkte sind häufig sehr kaloriendicht und nährstoffarm. Außerdem können die Zusatzstoffe unsere Darmflora verändern und das Mikrobiom empfindlich stören, was wiederum zu Entzündungsreaktionen führt.

Frittiertes ist bereits mehrfach erhitzt, wenn es auf unserem Teller landet. Dazu zählen Pommes vom Imbiss oder aus dem Fast-Food-Restaurant, da sie in großen Mengen vorproduziert und immer wieder erhitzt werden. (Selbst gemachte Pommes fallen nicht in die Kategorie.) Frittiertes beinhaltet Transfette hauptsächlich aus ungesättigten Fettsäuren (sie entstehen durch industrielle Verarbeitung oder starkes Erhitzen), die nachweislich krebserregend sind. Über »schlechte« Transfette haben wir schon gesprochen. Das DeutscheGesundheitsPortal hat dazu 2023 einen Überblick zu aktuellen Studien veröffentlich, aus denen hervorgeht, dass es beispielsweise einen signifikanten »Zusammenhang zwischen dem Magenkrebsrisiko und der Ernährung mit frittierten Lebensmitteln« gibt. Tatsächlich sind sich hier fast alle einig: Wer regelmäßig frittierte oder intensiv verarbeitete Lebensmittel verzehrt, erhöht das Risiko von Krankheiten wie Diabetes, Krebs, Herzerkrankungen und Fettleibigkeit und hat eine geringere Lebenserwartung.

AVOID-SHIT-HACK

Iss keinen Mist! Versuche, Alkohol, hochverarbeitete Lebensmittel, Frittiertes und Zucker größtenteils aus deinem Speiseplan zu eliminieren. Lege dir ein paar gesunde Alternativen zurecht, die du stattdessen konsumieren kannst.

Also ab sofort nur noch ohne Schokolade, Prosecco, Tiefkühlpizza und Pommes? Am besten wäre es. Aber Verbote sind bekanntlich oft nicht der Königsweg. Vielleicht findest du eine gute Balance im Umgang damit? Über eine Challenge? Du könntest dir ja zum Ziel setzen, jeden Monat eine schlechte Ernährungsangewohnheit auszusetzen – und schauen, wie es dir damit geht. Gerade bei Zucker kommt es ganz oft vor, dass nach einer Woche »ohne« plötzlich alles andere viel intensiver schmeckt und du locker in Zukunft darauf verzichten kannst. Interessanterweise dauert es in etwa zwei Wochen, um sich an neue Geschmacksmuster zu gewöhnen, also zum Beispiel an weniger süße Nahrung oder Herzhaftes am Morgen. Die Braunschweiger Diplomökotrophologin und Sachbuchautorin Doris Fritsche weiß das aus ihrer beruflichen Erfahrung – und stellt immer wieder fest, dass die meisten Menschen überrascht darüber sind, wie einfach Ernährungsumstellung in der Praxis sein kann.

Jetzt mal ganz offen gesprochen: Wir sind die allergrößten

Foodies und *lieben* Essen. Wir haben sehr viele gesunde Rezepte gefunden, die wir mit Leib und Seele genießen – gerade die »Rainbow«-Gerichte sehen auch umwerfend aus. Aber wir sind uns sehr dessen bewusst, dass es auch wunderbar leckeres Essen gibt, das einfach ungesund ist. Kein Mensch kann und will sich davor ein Leben lang verschließen. **Wenn wir etwas Ungesundes essen, genießen wir es bewusst und mit allen Sinnen, statt es nur eben schnell vor dem Fernseher wegzuknabbern.**

EAT-THE-ECLAIR-HACK

Iss das Eclair! Gönn dir ab und zu auch etwas, verzichte nicht auf alles. Das hebt die Laune und schadet nicht, wenn es nicht zu häufig vorkommt. Genieße dann ganz bewusst!

KATI UND KRISTINE *Falls du dich über unseren Eat-the-eclair-Hack wunderst: Er heißt so, weil wir, wenn wir in Paris sind, wirklich haufenweise Eclairs und andere Sweets essen. Das ist für uns Genuss pur und gehört zu dem Erleben der Stadt dazu. Dafür verzichten wir im Alltag fast komplett auf Süßigkeiten – dieser Mix passt für uns.*

Oder anders gesagt: Lass die Finger grundsätzlich (95 Prozent der Zeit) von sehr schlechten Lebensmitteln, aber bleib in bestimmten Situationen, die dir wichtig sind, locker. Wenn du beispielsweise am Geburtstag deiner besten Freundin doch ein Stück Torte essen möchtest, dann genieße es bewusst und voller Leidenschaft.

Es geht darum, ein Modell zu finden, das du lange durchhalten kannst – und das dir gleichzeitig ab und zu auch »ungesunden« Genuss erlaubt.

BESSER ALS GEDACHT – SUPERFOOD KAFFEE

Kaffee ist das beliebteste Getränk der Deutschen. Glaubt man den Zahlen des jährlich erscheinenden Tchibo Kaffeereports, dann trinken 90 Prozent der Erwachsenen täglich Kaffee. Durchschnittlich trinken wir sehr viel Kaffee, die Rede ist von 170 Litern pro Jahr, was 500 Millilitern pro Tag entspricht. Damit sind wir auf der Welt auch nicht alleine, da quasi alle Kulturen der Welt Kaffee trinken: vielleicht anders zubereitet, aber von Filterkaffee über Instantkaffee und türkischen Mokka bis Cappuccino ist alles dabei.

Fragst du dich jetzt, warum in einem Buch zu Longevity überhaupt über Kaffee geredet wird? Vielleicht hat schon deine Großmutter gesagt: »Kind, trink nicht so viel Kaffee, das ist ungesund!« Ungesund?

Weit gefehlt! Denn Kaffee ist besser als sein Ruf. So wird der Genuss von zwei bis drei Tassen Kaffee täglich laut einer europäischen Studie mit einer längeren Lebensdauer und einem geringeren Risiko für Herz-Kreislauf-Krankheiten in Verbindung gebracht. Auch Diabetes Typ 2, Schlaganfall und selbst bestimmte Krebsarten sollen demnach bei Kaffee-Freaks seltener auftreten, da die im Kaffee reichlich vorhandenen Antioxidantien unsere Zellen schützen. Das *GEO*-Magazin hat zu dem Thema fünf aktuelle Studien ausgewertet und weist dabei besonders auf eine interessante groß angelegte US-amerikanische Studie hin, die eine Verbindung von Kaffeekonsum und einem geringeren Hautkrebsrisiko darstellen konnte. Und Kaffeekonsum wirkt sich laut einer Studie der Universität Hannover von 2016 günstig auf das Gewicht und den Fetthaushalt aus.

Tatsächlich gibt es interessante Fakten zu Kaffee, die viele Menschen gar nicht wissen: So enthält Kaffee zum Beispiel Ballaststoffe in unerwartet großen Mengen, was Forschende aus Spanien gezeigt haben: In einer Tasse des Heißgetränks können je nach Zubereitungsart bis zu 1,5 g Ballaststoffe sein. Und diese sind ja bekanntlich gut für den Darm. Oder anders berechnet: Zwei Tassen Kaffee haben in etwa so viele Ballaststoffe wie eine Banane! Die meisten Ballaststoffe finden sich in Instantkaffee, gefolgt von Espresso und Filterkaffee.

In einer groß angelegten chinesischen Metastudie werteten Forschende vor einigen Jahren zahlreiche Studien erneut aus und konnten so Daten von fast 400 000 Studienteilnehmenden vergleichen. Die Ergebnisse: Zweieinhalb Tassen Kaffee am Tag schützen das Gehirn am besten und senken das Demenzrisiko. Bereits eine Tasse führt zu 11 Prozent weniger kognitiven Defiziten.

KOFFEIN: MEHR KONZENTRATION, BESSERE LAUNE!

Als erwiesen gilt, dass Koffein die Konzentration und kognitive Fähigkeiten verbessert. Dahinter verbirgt sich eine Kette von Körperreaktionen: So verengt das Koffein sanft die Gefäße, wodurch das Blut mit höherem Druck durch den Körper gepumpt wird. Das beschleunigt die Herztätigkeit, den Stoffwechsel und die Atmung – was wiederum dazu führt, dass unser Gehirn stärker durchblutet wird und wir uns besser konzentrieren können.

Außerdem besitzt Koffein eine stimmungsaufhellende Wirkung, weil es Neurotransmitter wie Dopamin stimuliert. Allerdings ist Koffein nicht in jeder Lebenssituation und nicht für jeden Menschen geeignet, auch das wollen wir hier nicht verschweigen: So kann Koffein für schlechten Schlaf verantwortlich sein (dazu mehr im 5. Teil »Erholung und Resilienz«) oder den Blutdruck erhöhen. Es gilt daher nicht: Mehr ist mehr. Die Deutsche Herzstiftung empfiehlt darum bei Bluthochdruck regelmäßige Messungen, um die Reaktion im Blick zu behalten. Allerdings weist sie auch darauf hin, dass »die weitverbreitete Annahme, dass Kaffee generell für Menschen mit Bluthochdruck schlecht ist und ihren Blutdruck weiter in die Höhe treibt, [...] sich in Untersuchungen nicht bestätigt« hat.

UND ENTKOFFEINIERT? IST DA ALLES ANDERS?

In gewisser Weise schon – und in vieler Hinsicht besser! Zwar fallen die Vorteile, die unmittelbar mit dem Koffeingehalt zu tun haben, natürlich weg. Aber es gibt andere positive Effekte, die wir dir ans Herz legen wollen. Zunächst einmal die Fakten: Entkoffeinierter Kaffee hat im Durchschnitt etwa 97 Prozent weniger Koffein! Doch was viele nicht wissen: Er enthält weiterhin wichtige Antioxidantien, die das Risiko, an Herzkrankheiten, Diabetes Typ 2 oder Krebs zu erkranken, reduzieren. Er steckt wie normaler Kaffee voller Vitamine.

Entkoffeinierter Kaffee ist also eine Art Longevity-Superfood!

Fazit: Beide haben ihre Berechtigung! Eingeschworene Kaffee-Freaks werden auf die Koffeinvariante nicht verzichten wollen, doch die entkoffeinierte Version hat ebenfalls superviel Gesundes in sich. Und die gute Nachricht: Beide Alternativen sind für deine Longevity-Reise geeignet.

KOFFEIN – DAS TIMING IST ENTSCHEIDEND!

Gehörst du auch zu den Menschen, die morgens als Erstes eine Tasse koffeinhaltigen Kaffee zu sich nehmen, um »in die Gänge« zu kommen? Diese Gewohnheit solltest du unbedingt noch einmal überdenken! Denn Kaffee hat tatsächlich direkten Einfluss auf deinen Blutzucker – und lässt ihn beim Frühstück um 50 Prozent höher ansteigen, wenn du ihn davor auf nüchternen Magen getrunken hast. Verrückt, oder? Unser Tipp: Starte lieber in den Tag mit nicht zu kaltem Wasser mit ein paar Spritzern Zitrone!

Der Neurowissenschaftler Andrew Hubermann nennt in diesem Kontext konkrete Zahlen: So rät er dazu, den ersten koffeinhaltigen Kaffee erst 1,5 bis 2 Stunden nach dem Aufwachen zu konsumieren, was für manche Menschen wahrscheinlich eine sehr, sehr große Umstellung bedeutet. Und er empfiehlt, den letzten koffeinhaltigen Kaffee spätestens 8 bis 10 Stunden vor dem Schlafengehen zu trinken, um einen optimalen Schlaf zu haben. Wenn du also um 23:00 Uhr ins Bett gehst, solltest du nach dem Mittagessen keinen Kaffee mehr trinken (mehr dazu auch in unserem Teil »Erholung und Resilienz« zum Thema Schlaf).

Wir steigen nach unserem Morgenkaffee mit Koffein einfach auf entkoffeinierten Kaffee um!

KATI *Ich trinke morgens erst eine Tasse Kaffee mit Koffein – etwa zwei Stunden nach dem Aufstehen, damit ich richtig wach werde und in Schwung komme. Danach gibt's im Laufe des Tages noch zwei weitere Tassen – aber entkoffeiniert. Ich liebe den Geschmack von Kaffee und habe so eine für meinen Körper ausgewogene Mischung gefunden.*

SUPERFOODS

Hinter dem Begriff »Superfoods« verbergen sich Lebensmittel, die nachweislich einen außergewöhnlich hohen Gehalt an Vitaminen, Mineralien oder anderen wertvollen Inhaltsstoffen und Mikronährstoffen besitzen. Der Begriff ist relativ neu. Damit du dich zurechtfindest, haben wir dir hier typische Superfoods zusammengestellt:

- Früchte: Heidelbeeren, Goji-Beeren, Açai-Beeren und Acerola-Kirschen, Papaya, Baobab-Früchte
- Gemüse und Pflanzen: Brokkoli, Grünkohl, Matcha, Avocado, Moringa, Rote Bete
- Getreide, Kräuter, Samen und Knollen: Leinsamen, Chiasamen, Ingwer, Kurkuma, Amaranth, Weizengras und Kakao
- Mikroalgen: Chlorella und Spirulina
- Fettreicher Seefisch

INSTANTKAFFEE – DIE PRAKTISCHE ALTERNATIVE

Instantkaffee ist weiter verbreitet, als es scheint. Schau einfach einmal ins Regal deines Supermarktes und du wirst feststellen: Es gibt ganz schön viele Sorten! Er ist so beliebt, da er schnell und einfach zubereitet ist und keine Kaffeemaschine braucht. Außerdem ist er sehr lange haltbar und billiger als normaler Kaffee.

Üblicherweise wird Instantkaffee aus einem oder mehreren Teelöffeln Pulver in einer Tasse mit heißem Wasser aufgebrüht.

Instantkaffee ist weiterhin reich an Antioxidantien. Dafür enthält Instantkaffee meist etwas weniger Koffein als normaler Kaffee. Oft verschrien, aber unbedenklich: Instantkaffee enthält bis zu doppelt so viel Acrylamid wie normaler Kaffee.

Acrylamid ist ein unerwünschtes Nebenprodukt der Lebensmittelverarbeitung, das ähnlich wie beim Frittieren durch starkes Erhitzen entsteht und überdosiert das Nervensystem schädigen und das Krebsrisiko erhöhen kann. Die Menge ist jedoch geringer als die Menge, die als schädlich gilt.

COFFEE-IS-YOUR-FRIEND-HACK

Kaffee ist bei Longevity dein Freund! Trink 2 bis 3 Tassen Kaffee am Tag, jedoch ab zehn Stunden vor dem Schlafengehen nur noch koffeinfrei.

KRISTINE *Ich habe meine Liebe zu Instantkaffee entdeckt! Es gibt inzwischen tolle koffeinfreie Instantkaffees, die superschnell zubereitet sind und auch noch gut schmecken. Selbst mein Mann, der ein absoluter Kaffee-Snob ist, trinkt ihn gerne.*

So, jetzt müssen wir doch noch ein wenig Spielverderberinnen sein. Denn der Beitrag mit den vielen Vorteilen bezieht sich natürlich nur auf schwarzen Kaffee! Alle anderen noch so köstlichen Varianten mit viel Milch, gesüßt, mit Kakaobestandteilen oder gleich mit allem heben zwar garantiert deine Laune, doch ihre Bilanz ist nicht mehr ganz so gut. Denn obwohl das enthaltene Koffein seine Wirkung behält, kann das, was du zusätzlich hineingibst, die positive Wirkung in anderen Ernährungsbereichen schmälern. Ein Schuss Milch ist kein Weltuntergang, ein echter Milchkaffee hat hingegen schon weniger positive Effekte: Denn während eine geringe Menge Milch die antioxidative Wirkung von Kaffee bereits halbiert, reduziert sie diese bei einem Latte Macchiato noch deutlicher. Verantwortlich sind dafür die tierischen Eiweiße in der Milch, Kuhmilch wohlgemerkt, Sojamilch hat diese Wirkung nicht. Weniger ist hier also mehr. Und über Zucker müssen wir an dieser Stelle wohl nichts mehr sagen.

KRISTINE *Nicht mit Hafermilch – das war die für mich härteste Erkenntnis, als ich das erste Mal ein Blutzucker-Messgerät getragen habe: Hafermilch führt zu einem Glukose-Spike. Denn Hafer ist ein Kohlenhydrat, und die lassen in flüssiger Form die Glukose erst recht hochschießen. Das heißt nun nicht, dass man komplett auf den geliebten Hafer-Latte verzichten muss – man kann ihn beispielsweise gut nach dem Essen trinken und eher als »Dessert« betrachten. Tipp: Auf Kuh- oder Nussmilch umstellen oder sich an schwarzen Kaffee gewöhnen.*

ÜBERSCHÜSSIGES KÖRPERFETT UND FETTABBAU

Fettabbau ist ein schwieriges Thema. Denn es gibt bei uns einen starken gesellschaftlichen Druck auf Frauen, klein, zierlich oder schmal zu sein – weswegen sich viele immer wieder Diäten oder unsinnige Programme aufbürden, um genau das irgendwie zu erreichen. Fettabbau bedeutet für sie abnehmen, und das bitte schnell und effektiv.

Genau darum geht es uns aber nicht, wenn wir von Fettabbau sprechen – das können wir gar nicht oft genug betonen. Wenn wir dir empfehlen, dein Körperfett im Blick zu behalten, geht es uns nicht um dein Aussehen oder ein tradiertes Schönheitsideal, sondern darum, dass sich dein Körper in einem gesunden Zustand befindet oder auf dem Weg dorthin ist.

Was du vielleicht noch nicht wusstest: Muskelmasse ist schwerer als Fettmasse. Das bedeutet aber auch, dass du bei zunehmender körperlicher Fitness und Muskelmasse gleichzeitig schwerer werden könntest. Vor diesen zusätzlichen Kilos brauchst du keine Angst zu haben! Wir werden dir zeigen, dass ein hohes Gewicht an sich nicht gesundheitsgefährdend ist – hohe überschüssige Fettmengen aber schon. Das ist vor allem problematisch, wenn sich sogenanntes Viszeralfett (also Fett um die inneren Organe) sammelt.

Es ist traurig, aber wahr: In Deutschland sind 67 Prozent der Männer und 53 Prozent der Frauen übergewichtig. Jede/r Vierte davon ist adipös, also krankhaft übergewichtig, weswegen man berechtigterweise von einer Adipositas-Epidemie sprechen kann, Tendenz steigend. Denn im Alter nimmt die Prävalenz Übergewicht und Adipositas zu.

Der Begriff »Adipositas« bezeichnet die übermäßige Vermehrung von Fettgewebe, und das gilt heute als eigenständige Erkrankung. Übermäßiges Fett senkt nämlich die Lebenserwartung durch mögliche damit verbundene Gesundheitsprobleme, wie ein erhöhtes Risiko für Herz-Kreislauf-Erkrankungen, Diabetes Typ 2, chronische Atemwegserkrankungen, Krebs (Dickdarm-, Pankreas-, Niere-, Brust- und Gebärmutterhalskrebs) oder Schlaganfall. Außerdem ist Fett auch für weitere mit Adipositas assoziierte Erkrankungen mitverantwortlich, wie hormonelle Störungen, Demenz oder chronische Entzündungen.

WAS IST ZU VIEL FETT?

Ab wann spricht man überhaupt von »zu viel Fett« oder Adipositas? Woran misst man einen zu hohen Fettanteil? Kann man das selbst machen – oder braucht es dafür medizinische Unterstützung? Und wie sicher sind die unterschiedlichen Methoden?

Wir haben dir in der nachfolgenden Biomarker-Box unterschiedliche Methoden zusammengestellt, mit denen du deinen Körperfettanteil bestimmen kannst – von Annäherungswerten bis hin zu ziemlich genauen Zahlen. Entscheide selbst, welche Messung für dich geeignet ist!

Biomarker Körperfett

Du kannst dein Körperfett mit mehreren Methoden direkt messen, die wir dir jetzt vorstellen werden. Wichtig ist hier allerdings, dass du deine Messwerte, die du einmal im Monat erheben solltest, immer nur als Trends oder relative Entwicklungen im Bezug zum Ausgangspunkt betrachtest.

Bioimpedanz

Wenn du regelmäßig in ein Fitnessstudio gehst, kannst du dort möglicherweise eine elektrische Bioimpedanzmessung machen, die auch das viszerale Fett mitbestimmt. Dazu wird schwacher Strom durch den Körper geleitet und über den elektrischen Körperwiderstand dein Körperfettanteil ermittelt. Die Methode ist ziemlich genau.

Körperzange

Die Körperzange misst dein Fett nur subkutan, also unter der Haut. Dazu nimmst du an bestimmten Messpunkten eine Hautfalte zwischen zwei Finger und misst die Dicke mit der Zange. Sie ist ein Tool, das du dir für zuhause anschaffen kannst, und funktioniert bei der Auswertung über Richtwerte in Tabellen. Am Ende errechnet sich dann aus allen Ergebnissen dein Körperfettwert.

Taillenumfang

Viszerales Fett in der freien Bauchhöhle kannst du auch manuell über deinen Taillenumfang bestimmen – allerdings nur als Schätzung, basierend auf Erfahrungswerten. Frauen haben ein erhöhtes Risiko durch Viszeralfett ab einem Bauchumfang von 80 cm (stark erhöht ab 88 cm), Männer ab 94 cm (stark erhöht ab 102 cm). Eine genaue Anleitung und Auswertungstabelle findest du zum Beispiel hier:

SCAN ME

Waist-to-Hip-Ratio (WHR)

Hier geht es um das Verhältnis von Taillen- zu Hüftumfang. Mit einem Maßband kannst du das in Zentimetern ermitteln. Dann teilst du den Taillen- durch den Hüftwert. Die Zahl, die dabei herauskommt, vermittelt dir einen guten Eindruck zu deinem Körperfett: Unter 0,8 gilt bei Frauen als Normalbereich, zwischen 0,8 und 0,84 als erhöht – und ab 0,85 als adipös.

Body-Mass-Index (BMI)

Die klassische und am weitesten verbreitete Methode, um einen zu hohen Fettanteil oder Adipositas festzustellen, ist der sogenannte Body-Mass-Index. Der BMI berechnet sich aus dem Verhältnis des Körpergewichts in Kilogramm und der Körpergröße in Quadratmetern. Es gibt dazu zahlreiche Rechner im Internet, die das für dich ausrechnen, wenn du erfahren möchtest, was dein BMI ist. Ein Wert unter 18,5 bedeutet Untergewicht, zwischen 18,5 und 24,9 bewegst du dich im Normalbereich, über 25 bedeutet Übergewicht und ab 30 spricht man von Adipositas, die noch einmal in drei Abstufungen klassifiziert wird.

Es ist inzwischen allerdings eine weitverbreitete Expertenmeinung, dass der BMI nicht so aussagekräftig ist, da er nur Gewicht und Körpergröße berücksichtigt. Nicht berücksichtigt werden dabei zum Beispiel die Muskelmenge und deren Gewicht. Dadurch fallen mitunter topfitte Menschen mit viel Muskelgewicht in die Kategorie »übergewichtig«, was natürlich Quatsch ist. Hier verändert sich der BMI zum Negativen, ohne dass Fett mit im Spiel ist. Genau das ist irreführend. Dadurch spiegelt der BMI das jeweils individuelle Gesundheitsrisiko nicht korrekt wider. Leider hat sich der BMI weltweit durchgesetzt und fließt nach wie vor in viele Studien zur Gesundheit als Kennzahl ein – wir werden ihn also nicht so schnell wieder los!

PROBLEMFALL VISZERALFETT

Viszeralfett ist ein besonderes Problem. Es entsteht, wenn dem Körper zu viel Energie zugeführt wird und er das überschüssige Fett deshalb einlagert – und zwar in der Bauchhöhle rund um Magen, Darm und Leber. Es ist also nicht zu verwechseln mit subkutanem Fett, das wir gerne als »Speckpolster« bezeichnen. Dieses liegt direkt unter der Haut und wartet dort (häufig vergeblich) als kleine Reserveeinheit auf magere Zeiten, um sich dann wieder abzubauen. Das viszerale Fett hingegen liegt keineswegs untätig herum, sondern ist sehr stoffwechselaktiv und setzt Botenstoffe frei, die für Entzündungsprozesse oder Stoffwechselprobleme verantwortlich gemacht werden. Es ist also eher lästig für unseren Körper. Ursprünglich war das Viszeralfett auch für Notzeiten gedacht, in denen der Körper es in Energie umwandelt, doch die Zeiten haben sich geändert. Mit der Folge, dass viele Menschen täglich viel mehr Energie zu sich nehmen, als ihr Körper verbraucht.

Deshalb ist Viszeralfett heute eine echte Gefahr für unseren Körper und unsere Gesundheit, weil es sich gut an und sogar in den Organen verstecken kann – und auch schlanke Menschen davon betroffen sind.

Diese Menschen sind dann »Skinny Fat«, also äußerlich dünn, aber haben innerlich viel Fett und wenig Muskeln. Das Problem: Die wenigsten Menschen rechnen damit, dass auch dünne Menschen einen erhöhten Fettanteil haben können und gleichzeitig nur sehr wenig Muskelmasse. Skinny Fat ist häufig das Resultat einer Kombination aus einer kalorienarmen Ernährung oder sehr kleinen Portionen ungesunder, fettiger Ernährung, Bewegungsmangel und fehlendem Krafttraining – also genau das, was wir nicht wollen.

Fazit: Einen hohen Viszeralfett-Anteil sieht man Menschen nicht generell von außen an. Nicht jeder Mensch, der dünn ist, hat kein Viszeralfett-Problem – und nicht jeder Mensch, der etwas kräftiger ist, hat eins. Auch unterscheidet sich die subkutane Speicherkapazität von Mensch zu Mensch, auch das hat Auswirkungen auf das Viszeralfett. Aber egal, wer davon betroffen ist: Hier verbirgt sich ein großes gesundheitliches Risiko, wie viele Studien dazu belegen. So ist man zum Beispiel am

Universitätsklinikum Carl Gustav Carus Dresden davon überzeugt, dass durch Viszeralfett ein höheres Risiko für Diabetes Typ 2 oder Bluthochdruck entsteht. Unter dem markigen Titel »Freispruch für die ›Fettröllchen‹ – gesundheitliche Gefahren gehen eher vom Bauchfett aus« hat das Team um Professor Peter Schwarz zusammengestellt, was das Viszeralfett so gefährlich macht: Dazu zählt auch hohe hormonelle Aktivität, wodurch Entzündungsmarker ausgeschüttet werden, die chronische Erkrankungen verursachen können. Impotenz, eine frühe Form der Demenz oder Diabetes Typ 2 können hier die Folgen sein. Außerdem wird viszerales Fett vor allem mit kardiovaskulären Erkrankungen in Verbindung gebracht, während das Deutsche Krebsforschungszentrum (DKFZ) in Heidelberg immer wieder auf den Zusammenhang zwischen Viszeralfett und einem höheren Krebsrisiko hinweist. Außerdem kann die hormonelle Tätigkeit von Viszeralfett Organe wie die Leber oder die Bauchspeicheldrüse beeinträchtigen, was auf Dauer lebensgefährlich ist.

Viszeralfett hat also erheblichen Einfluss auf unsere Longevity – und zwar negativen!

Umgekehrt ist die Reduktion von Viszeralfett eine potenzielle Behandlungsstrategie zur Prävention oder Verzögerung altersbedingter Krankheiten und zur Steigerung der Leistungsfähigkeit. Ganz gleich, ob Krankenkassen, *Apotheken Umschau* oder Universitäten: Man ist sich darüber einig, dass der viszerale Fettabbau nur in einer sinnvollen Kombination aus Bewegung und Ernährung funktioniert. Eine Gewichtsreduktion, besonders von viszeralem Fett, geht dann mit einer deutlichen Verbesserung aller Marker für Koronarkrankheitsrisiken (Blutfette, Entzündungszeichen) einher.

WIE GEHT FETTABBAU?

Wenn du auf Basis der oben genannten Biomarker die Vermutung hast, dass du zu viel Fett mit dir trägst, wollen wir dir ein paar Erkenntnisse und Tipps an die Hand geben, wie du das Thema Fettabbau angehen kannst.

Hinter diesem Thema steht nämlich ein gigantisches Business. Es geht um Figur, Abnehmen, Schönsein, gesellschaftliche Körperideale und alles, womit sich irgendwie mit Bewegung, Diäten, Abnehm-Programmen usw. Geld machen lässt. Es ist ein Spiel mit den Wünschen und Träumen der Menschen – immer auf der Suche nach Perfektion und Anerkennung.

Um Missverständnisse zu vermeiden: Genau darum geht es uns nicht! Unser Fokus liegt auf dir als Individuum, auf deiner Gesundheit, deinem Wohlbefinden und Longevity. Dafür brauchst du keine Topfigur, keine Diäten oder regelmäßige Abnehm-Urlaube. Im Gegenteil: Wir gehen das Thema so unkompliziert, sachlich und unaufwendig wie möglich an.

Nichtsdestotrotz, wenn du unter Essstörungen leidest oder merkst, dass das psychisch für dich zu stark belastend ist, dann überspringe das Thema lieber.

Calories-in, Calories-out

Um es vorwegzunehmen und keine falschen Erwartungen zu schüren: Die landläufige Meinung, man müsse vor allem mehr Sport machen, um überschüssiges Fett abzubauen, ist falsch. **Denn der Schlüssel dazu liegt eher in deiner Ernährung als in Sport!** Sit-ups für weniger Bauchfett allein sind leider Quatsch. Gut, sie stärken die Muskeln, das ist positiv, nur weniger wird das Fett an genau dieser Stelle dadurch nicht. Und möglicherweise ist dir auch längst klar, wie es funktionieren kann mit Fettabbau: Calories-in, Calories-out! Oder anders gesagt, du baust Fett ab, wenn du mehr Kalorien verbrauchst, als du zu dir nimmst – ein sogenanntes Kaloriendefizit. Denn dein Körper greift dann auf die Fettreserven zu, um die Energie zu bekommen, die er für seine Aktivitäten braucht.

KATI *Ich selbst habe die zunächst verblüffende Erfahrung gemacht, dass Ernährung der entscheidende Hebel zum Fettabbau ist! Zu Beginn meiner Health Journey habe ich etwa ein Jahr lang vor allem auf Sport gesetzt. Ich fühlte mich topfit – und trotzdem wurde bei mir eine beginnende Fettleber diagnostiziert. Was für ein Schock! Erst durch eine Ernährungsumstellung konnte ich Fett abbauen – und nach nur zwölf Monaten sah meine Leber aus »wie die eines fünfjährigen Kindes« (Zitat meines Arztes).*

Muss man also zuerst Kalorien zählen, um Fettabbau zu erzielen?

Kalorientracking ist nicht für jeden oder jede eine gute Idee – und zudem ziemlich aufwendig. Und du kannst auch Fett abbauen, ohne Kalorien zu tracken. Außerdem kann das psychisch belastend sein, das kennen wir auch. Mache es also nur, wenn du dich damit gut fühlst.

Wir stellen dir hier ein paar Möglichkeiten vor, wie du voraussichtlich auch ohne Kalorienzählen ein Kaloriendefizit erreichen kannst.

Aber vorweg: Warum essen wir nicht einfach weniger? Ehrlich gesagt, weil das meist nicht klappt! So gut das für den Körper auch wäre – für viele klingt das nach FDH (»Friss die Hälfte«) und seeehr anstrengend. Es fällt Menschen nämlich extrem schwer, einfach weniger zu essen! Es bleibt ein ständiges Hungergefühl und permanentes inneres Aushandeln, ob man das weiter durchhält oder nicht. Kein Wunder, das die klassischen FDH-Diäten fast immer zum Jo-Jo-Effekt führen. Man braucht also andere Optionen, um hier weiterzukommen!

Die gute Nachricht: Für gezielte Kaloriendefizite musst du

und sollst du nicht hungern! Wie das am besten funktioniert und mit welchem Essverhalten du das in den Griff bekommen kannst, zeigen wir dir jetzt.

- **FEEL-FULL-HACK**
  Unser Satt-fühlen-Hack! Iss vor allem Proteine und Ballaststoffe! Wenn du auf Proteine setzt, verbraucht dein Körper beim Verdauen mehr Kalorien als bei Kohlenhydraten und Fetten und wird schneller satt. Ballaststoffe, von denen du 30 g am Tag zu dir nehmen solltest, werden praktischerweise teilweise wieder ausgeschieden und daher nicht als Energie gespeichert, außerdem machen sie ebenfalls schneller und länger satt.
  Du findest sie in Gemüse oder Kohlenhydraten aus Vollkornprodukten.

- **AVOID-CALORIE-DENSE-FOOD-HACK**
  Es geht hier darum, kaloriendichte Nahrungsmittel zu vermeiden. Das sind Lebensmittel, die auf wenig Menge viele Kalorien haben. Typische Vertreter sind zum Beispiel Fast Food, Chips oder Süßigkeiten. Aber auch sehr gesunde Lebensmittel wie zum Beispiel Nüsse sind sehr kaloriendicht. Wenn du darauf achtest, kaloriendichte Nahrungsmittel nur selten, in Maßen und ganz bewusst zu konsumieren, bist du auf dem richtigen Weg.

- **CUT-FOOD-CATEGORIES-HACK**
  Lass bestimmte Nahrungsmittel weg und ernähre dich zum Beispiel lowfat, lowcarb oder vegan. Dadurch kannst du natürlich viele Kalorien sparen, aber läufst auch Gefahr, dass deinem Körper mit der Zeit wichtige Nährstoffe fehlen. Diese Methode funktioniert unserer Meinung daher nur, wenn man sich intensiv um eine gute Nährstoffversorgung kümmert.

■ **DO-INTERMITTENT-FASTING-HACK**

Mach Intervallfasten, das klappt richtig gut! Beim Fasten kommen die meisten Menschen besser mit ihrem Hungergefühl klar, da sie lernen, es im Fastenzeitfenster auszuhalten. Die häufigste Art ist das Intermittierende Fasten, auch Intervallfasten genannt.

INTERVALLFASTEN

Verbindest du Fasten auch noch mit ausgezehrten Gesichtern, schlechter Laune und Hungerattacken? Dann hast du garantiert noch nie die vielen verschiedenen Arten des Fastens ausprobiert. Wir finden, Fasten ist ein super Beispiel für ein gutes Longevity-Tool, weil es dir deine Individualität lässt und es so viele Arten gibt, um es in deinen Lifestyle zu integrieren.

Menschen fasten überall auf der Welt und aus verschiedenen Gründen. Es gibt religiös bedingtes Fasten (wie zum Beispiel bei uns die Fastenzeit zwischen Aschermittwoch und Ostern) oder gesundheitlich motiviertes Fasten, wozu wir unseren Longevity-Ansatz zählen. Alle Fastenmethoden dienen dazu, den Körper über einen definierten Zeitraum ohne Verdauungsprozesse dazu anzuregen, die Zellreinigung in Schwung zu bringen, um Überflüssiges loszuwerden. Viele Menschen sprechen daher davon, dass Fasten die körpereigene »Müllabfuhr« in Bewegung setzt.

WELCHE VORTEILE HAT FASTEN NOCH?

- Normalisiert den Blutdruck und Blutzuckerspiegel
- Wirkt insgesamt schmerz- und entzündungshemmend auf Gelenke (gut bei Arthritis oder Rheuma)
- Kurbelt die Selbstreinigungsprozesse und Reparaturmechanismen von Zellen an (Autophagie)
- Sorgt für Ausstoß von Glückshormonen
- Fettabbau durch Kalorienreduzierung ■

Wichtig zu wissen: Fasten ist vor allem in der Umstellungsphase immer eine Belastung, so lange, bis sich dein Körper eingegroovt hat. Wenn du länger als einen kompletten Tag fasten willst (24 Stunden), solltest du vorab ärztlichen Rat einholen. Denn das kann eine richtig große Belastung für deinen Körper sein. Außerdem können längere Phasen komplett ohne oder mit sehr wenig Nahrung zu Muskelabbau führen, was aus Longevity-Sicht nicht gut ist. Deshalb noch einmal: Unser Favorit ist das Intervallfasten!

Intervallfasten bietet unserer eigenen Erfahrung nach besonders viele Benefits für dich. Es ist nämlich ein einfaches Mittel, um tatsächlich Kalorien zu reduzieren und Fett abzubauen.

Indem du das Zeitfenster fürs Essen verkleinerst, schaffst du es einfach nicht, so viele Kalorien wie sonst aufzunehmen.

Dadurch trickst du dein inneres Hungergefühl aus, da du ja in einem festgelegten Rhythmus scheinbar normal und frei Nahrung zu dir nimmst, für die Psyche also entspannend. Welches Intervall für dich das Beste ist, musst du selbst herausfinden. Der Klassiker ist 16–8, also 16 Stunden nichts essen, 8 Stunden essen.

Viele Menschen schaffen es nicht jeden Tag im selben Rhythmus – aus unterschiedlichen Gründen: Job, soziale Verpflichtungen, was auch immer. Dann sind es eben ab und zu mal nur 12 oder vielleicht 14 Stunden ohne Essen. Aber das ist gar nicht schlimm, es geht um das Grundprinzip. Wir wissen, dass es Zeit braucht, einen sinnvollen Intervallrhythmus in den Alltag zu integrieren.

KATI *Für mich war Intervallfasten der große Hebel für meinen Fettabbau. Ich würde sagen, es war der Schlüssel, um über 20 Kilogramm Fett abzubauen. Dazu habe ich einen Monat lang ausprobiert, ob es mir gefällt – und bin direkt dabeigeblieben! Inzwischen* *weiß ich: Wenn ich erst um 12:00 Uhr anfange zu essen und um 19:00 Uhr aufhöre, klappt es super. Das fiel mir so viel leichter als erwartet und ist seitdem Teil meines Lebens geblieben – heute nicht mehr für den Fettabbau, sondern damit ich von den tollen Vorteilen wie zum Beispiel der Autophagie profitieren kann.*

WAS MUSS MAN BEIM INTERVALLFASTEN NOCH BERÜCKSICHTIGEN

Frauen haben gelegentlich Schwierigkeiten damit, weil ihre Hormone ihnen einen Strich durch die Rechnung machen. Manche bekommen durch das Intervallfasten einen unregelmäßigen Zyklus und massive Stimmungsschwankungen – und Frauen in den Wechseljahren können damit körperlich schlicht überfordert sein, da sich ohnehin gerade alles verändert.

Entscheidend dürfte in vielen Fällen auch die Wahl des Zeitfensters sein – und das ist eine ganz persönliche Entscheidung. Beispielsweise ist es für uns sehr wichtig, abends mit unseren Familien zu essen, deshalb würden wir nicht das Abendessen ausfallen lassen. Ob du Lerche oder Eule bist, einen Bürojob oder eher eine körperliche Tätigkeit ausübst, mit Familie, in einer WG oder allein lebst – es geht um die Machbarkeit und ums Durchhalten.

KRISTINE *Ich habe über einige Monate hinweg 16 Stunden Intervallfasten praktiziert. Und das hat für mich auch ziemlich gut geklappt. Bis dann auf einmal meine Periode ausblieb. Ich habe das erstmal gar nicht auf das Intervallfasten zurückgeführt, bis mich dann mein heutiger Trainer darauf aufmerksam gemacht hat, dass es daran liegen könnte. Ich habe dann mein Fastenzeitfenster auf 12 Stunden verkürzt, und siehe da: Meine Periode kam wieder. Hier muss jede Person individuell ausprobieren, was für sie funk-*

tioniert. Eine Option kann es auch sein, mit 12 Stunden Fasten anzufangen (denn das ist wirklich für fast alle sinnvoll) und es dann langsam auf mehr Stunden auszuweiten. Eine ausbleibende Periode bei Frauen ist auf jeden Fall ernst zu nehmen!

- **DON'T-SNACK-BETWEEN-DINNER-AND-BREAKFAST-HACK**
  Nicht zwischen Abendessen und Frühstück snacken? Genau! Kein Schokoriegel oder Obstsalat beim Fernsehen, kein Betthupferl mehr. Ist sowieso schlecht für die Zähne. Außerdem hilft dir das Verzichten auf Snacks nach dem Dinner dabei, weniger Kalorien zu konsumieren. Du suchst letztendlich das Fenster aus, das zu deinem Körper und deinen Zielen passt – also ob nur 12 Stunden, 16 oder sogar etwas länger.

Doch Kalorien zählen, aber wie?

Du möchtest es doch probieren mit dem Kalorienzählen? Klasse. Dann stellen wir dir hier unsere Kalkulationshilfen für Calories-in und Calories-out vor. Wenn du beide Werte kennst, kannst du ermitteln, ob du mit einem Kalorienüberschuss, -defizit oder in einem Gleichgewicht (isokalorisch) unterwegs bist.

Calories-out:

Das Überraschende: Allein 50 bis 70 Prozent des Energieverbrauchs geschehen durch den Grundumsatz, also die Dinge, die unser Körper braucht, um zu atmen, zu liegen, zu schlafen, die inneren Organe zu versorgen oder auch zu denken. Das ist unser metabolischer Grundumsatz. 10 bis 15 Prozent muss der Körper zusätzlich dafür aufbringen, um Nahrung aufzunehmen, sie zu verdauen und zu verwerten. Man spricht hier vom »thermischen Effekt« der Nahrung. Nur 15 bis 35 Prozent Energie verbraucht unser Körper über Bewegung: durch gezielten Sport, aber auch durch Alltagsbewegung.

Um dein Calories-out zu berechnen, brauchst du deinen Energie-Grundumsatz und deine Aktivitätskalorien, die du entweder mit einer Formel ausrechnen (nur was für Mathe-Freaks), mit einem Online-Rechner oder über Bioimpedanz ermitteln kannst. Bei der Formel für den Grundumsatz handelt es sich um die sogenannte Harris-Benedict-Formel – du kannst es ja mal versuchen:

655,1 + (9,6 × Körpergewicht in kg) + (1,8 × x Körpergröße in cm) – (4,7 × Alter in Jahren)

Den Aktivitätsumsatz berechnest du so:
Frauen: 1 kcal × Körpergewicht (in kg) × 24
Männer: 1,1 kcal × Körpergewicht (in kg) × 24

Das Ergebnis ist allerdings nur ein erster Richtwert, weil unter anderem die Muskelmasse nicht berücksichtigt wird.

Für die Aktivitätskalorien: Online-Rechner von Verival – nur als Beispiel, es gibt viele solcher Angebote.
Einige Wearables, wie zum Beispiel der Oura-Ring oder die Apple Watch, zeigen die Anzahl der am Tag bisher verbrauchten Aktivitätskalorien an, auch wenn die Daten eher Richtwerte sind.

SCAN ME

Calories-in:

Hier musst du definitiv zählen und gründlich dokumentieren. Das ist vielleicht ein bisschen lästig, deshalb stellen wir dir dafür ein paar Hilfsmittel vor:

- Kalorien-Tracking-App (zum Beispiel Lifesum), in die du alles, was du isst, eingibst. Nachteil: Du musst hier idealerweise ein paar Tage jede Zutat abwiegen.
- Kalorien-Intake-Tracking via App (zum Beispiel Foodvisor

App), die mithilfe von Foto und AI erkennt, wie viele Kalorien auf deinem Teller liegen. Wichtig: Jede einzelne Zutat muss erkennbar sein – daher ist das nicht immer praktikabel!
- Kalorientabellen zu gängigen Lebensmitteln stellt fast jede Krankenkasse zur Verfügung. Alle Zutaten wiegen, Tabelle ablesen und addieren.

Täglich 10 bis 20 Prozent weniger Kalorien zu sich zu nehmen, als man braucht, sind ideal, um Fett abzubauen – wenn man noch krassere Einschnitte geht, fühlt man sich oft geschwächt und schränkt seine Bewegung deutlich ein, was nicht guttut. Außerdem kann es dann sein, dass der Körper an den Fettreserven festhält, weil er sich in einer Notsituation wähnt.

KRISTINE *Achtung, die Werte können abweichen! Das ist normal. Die Ergebnisse und Angaben zwischen einzelnen Methoden variieren und sind nicht 100 Prozent genau, das erlebe ich selbst immer wieder. So liegt mein Kalorien-Grundumsatz mit dem Online-Rechner bei einem Wert von 1300, Inbody sagt aber 1500. Wichtig ist, dass du dich für eine Methode entscheidest und dabeibleibst, damit das Messverhältnis immer stimmt.*

KATI *Ich tracke alle paar Monate für einige Tage mein Calories-in und finde es immer supererkenntnisreich! Ich habe da eine recht objektive Perspektive dazu und schaue eher gespannt darauf, wenn ich mir die Zeit nehme, um nicht nur zu verstehen, wie viele Kalorien meine aktuellen Lieblingsgerichte haben, sondern viel mehr: Denn viele Apps verraten auch, welche Makros ich zu mir nehme! Da sehe ich zum Beispiel direkt, ob ich aktuell genug Protein zuführe.*

KRISTINE *Ich habe einmal probeweise eine Woche lang Kalorien getrackt, weil ich ein Verständnis dafür entwickeln wollte, wie viele* *ich zu mir nehme. Ich habe allerdings nach drei Tagen das Experiment abgebrochen. Ich habe bemerkt, dass es mich mental sehr belastet hat. Statt eines leckeren Essens habe ich nur noch Kalorien vor mir gesehen – und das, obwohl ich gar keine Fettabbau-Absicht hatte. Da ich Essen leidenschaftlich liebe, war mir dieser Preis viel zu hoch und ich wollte nicht das Risiko eingehen, in eine Essstörung abzurutschen. Seitdem lasse ich die Finger vom Kalorien-Tracking. Wenn du es zum ersten Mal probierst: Sei achtsam mit dir und sprich mit befreundeten Menschen darüber, wenn es dich belastet.*

TRACKING-SUPPORT-HACK

Suche dir Tracking-Unterstützung! Bitte jemand anderen, eine App mit deinen Daten zu füllen, wenn es für dich mental belastend ist. Unser Tipp: Vielleicht findest du jemanden, der Spaß daran hat, deine App auf Basis von Fotos zu befüllen!

NAHRUNGSERGÄNZUNGSMITTEL

Da das Thema sehr kontrovers diskutiert wird und gerade in Deutschland regelmäßig große Publikationen erscheinen, die das Feld NEMs generell zerreißen – wie soll man da durchsteigen? Wir gehen das Thema nun sachlich durch und versuchen, für dich etwas Licht ins Dunkel zu bringen.

Grundsätzlich sind wir der Überzeugung, dass ein Lifestyle mit ausreichender Bewegung und einer ausgewogenen Ernährung die Basis für physische und mentale Gesundheit ist. Das sollte der Fokus der Longevity-Bemühungen sein. Kein Supplement dieser Welt kann eine schlechte Ernährung ausgleichen. Supplements sind nur das Tüpfelchen auf dem i, wenn alles andere Wichtige schon ausreichend beachtet wird.

Allerdings gibt es mehrere Aspekte, die nahelegen, dass ein Großteil der deutschen Bevölkerung von NEMs profitieren würde. Zum einen werden pflanzliche Lebensmittel inzwischen auf Ertrag, Masse und Volumen gezüchtet – und nicht auf ihren Nährstoffgehalt. Die Nährstoffdichte in unserer Nahrung nimmt also ab. Das gilt auch für die Böden, auf denen diese Pflanzen wachsen, die häufig ausgelaugt sind. Selbst wenn du dich also gesund ernährst, kannst du unter einem Mangel leiden.

Außerdem gibt es tatsächlich einige Nährstoffe, von denen wir in Deutschland zu wenig aufnehmen, wie beispielsweise Vitamin D oder Calcium, deren Werte laut Robert Koch-Institut (RKI) bei gut 30 Prozent der Bevölkerung zu niedrig sind. Vitamin-B12-Mangel und andere Unterversorgungen sind eine typische Begleiterscheinung von vegetarischer oder veganer Ernährung. Außerdem sind wir permanent Toxinen in der Luft ausgesetzt, die ebenfalls unsere Bilanz verschlechtern. Hinzu kommt der tägliche Stress als Energiefresser. Und das heilen oder verhindern Nahrungsergänzungsmittel?

Nein. Nahrungsergänzungsmittel heilen nicht, da sie keine Pharmaka sind. Sie sollen ergänzen, nicht heilen. Aber sie können wichtige Co-Faktoren bei einer ausgewogenen Ernährung sein.

Um zu erfahren, ob Nahrungsergänzungsmittel für dich gut und zielführend sind, machst du am besten eine erste umfassende Blutanalyse beim Arzt oder in einem Labor. Wenn du die Ergebnisse hast und bestimmte Werte erhöhen sollst, lass dich beraten, mit welchen NEMs du hier in welcher Dosierung unterstützen kannst. Wir wissen, dass sich viele Ärztinnen und Ärzte weiterhin mit diesem Thema schwertun. Immer wieder hören wir, dass sie Wünsche nach einem Gespräch in diesem Kontext ablehnen. Daher klären wir dich hier auf und geben dir Argumente und Informationen für die Gespräche an die Hand.

Wichtig ist allerdings, dass du die Werte in Folge regelmäßig prüfen lässt, damit du in der für dich richtigen Balance bleibst und nicht unnötig zuführst.

MESSEN-MACHEN-MESSEN-HACK

Lass deine Blutwerte regelmäßig kontrollieren! Wenn deine Ärztin oder dein Arzt das nicht machen (zum Beispiel, weil sie/er es für überflüssig hält), kannst du dich auch direkt an ein Labor wenden. Wenn du das Ergebnis hast, besprich es mit einem Arzt oder einer Ärztin deines Vertrauens und nimm ein Nahrungsergänzungsmittel, wenn nötig. Wiederhole den Bluttest nach 2 bis 3 Monaten, um zu checken, ob die Supplementierung ausreichend oder vielleicht sogar zu hoch war.

DIESE NAHRUNGSERGÄNZUNGSMITTEL KÖNNEN SINNVOLL SEIN

Für uns sind einige Nährstoffkonzentrationen in unserem Blut wichtige Biomarker. Wenn diese nicht gut sind, können wir versuchen, sie mir Nahrungsergänzungsmitteln zu verbessern. Genau diese möchten wir dir hier vorstellen. Damit du dich gut zurechtfindest, haben wir eine Tabelle zugrunde gelegt, die zunächst erklärt, um welchen Nährstoff es geht, welche Zielwerte er erreichen sollte und welche Dosierung sinnvoll ist. Bitte bedenke: Mehr ist nicht mehr! Eine Überdosierung kann unangenehme bis schwerwiegende Folgen haben. Unser Tipp: Wenn du unsicher bei der Dosierung bist, sprich sie am besten mit deiner Ärztin oder deinem Arzt ab.

Biomarker Nährstoffversorgung: Omega 3

WAS IST DAS?

Omega-3-Fettsäuren gehören zu den essenziellen ungesättigten Fettsäuren und können vom Körper nicht selbst hergestellt werden. Da sie aber lebensnotwendig sind, muss man sie über Nährstoffe in der Nahrung zu sich nehmen. Sie haben drei Bestandteile, auf die wir hier nicht näher eingehen, da sie zu tief in die Materie führen würden:

1. docosahexaenoic acid (DHA),
2. eicosapentaenoic acid (EPA) und
3. alpha-linoleic acid (ALA)

Omega 3 hat zum Beispiel folgende Eigenschaften:

- wirkt blutverdünnend
- stärkt Funktionstüchtigkeit unseres Gehirns
- ist gut für Immunabwehr und Herzfunktion
- senkt nachweislich das Krebsrisiko und die Gebrechlichkeit

ZIELWERTE

- Omega-3-Index von 9–11 Prozent
- Der Omega-3-Index wird über eine Blutanalyse bestimmt. Er zeigt den prozentualen Anteil von Omega-3-Fettsäuren am Gesamtfettsäuren-Gehalt im Blut.
- Der Omega-3-Index ist einer der wichtigsten Risikoindikatoren für koronare Herzerkrankungen – ist er besonders niedrig, steigt das Risiko für koronare Herzerkrankungen.

DOSIERUNG

Für gesunde Menschen: Ist bei vielen Menschen zu gering, daher kann man auch erstmal so supplementieren und erst nach ein paar Monaten messen, da die Messung relativ teuer ist und normalerweise nicht von der Krankenkasse bezahlt wird. Grundsätzlich hilft das Essen von zum Beispiel fettigem Fisch dabei, die Omega-3-Fettsäuren zu steigern.

- Empfohlen werden laut aktuellen Studien täglich 1000–2000 mg reines Omega 3 – bestehend aus EPA und DHA. Vor allem für Menschen 50+.
- Mehr als 5000 mg pro Tag werden nicht empfohlen.
- Kati und Kristine nehmen über 1 g an Omega 3 pro Tag.

Biomarker Nährstoffversorgung: Vitamin D

WAS IST DAS?

Vitamin D bildet eigentlich eine ganze Gruppe fettlöslicher Vitamine, die für unseren Calciumstoffwechsel (und damit die Knochenbildung) wichtig sind.
Vitamin D kann vom Körper selbst gebildet werden, aber nur, wenn unsere Haut mit UV-Strahlung in Kontakt kommt. Außerdem nehmen wir über unsere Nahrung teilweise noch geringe Mengen auf – Vitamin D steckt zum Beispiel in Eiern oder fettem Fisch.
Die meisten Menschen in Deutschland (laut RKI 60 Prozent) leiden unter Vitamin-D-Mangel. Das betrifft vor allem Menschen, die wenig draußen sind, wie z. B. Seniorinnen und Senioren oder Babys.

Vitamin D hat zum Beispiel folgende Eigenschaften:

- stärkt Knochen und Zähne
- beugt Osteoporose vor
- fördert das Wachstum
- reduziert Entzündungen im Körper

ZIELWERTE

- 100–160 nmol/l
- Vitamin-D-25-OH

DOSIERUNG

Die Dosierungsempfehlungen sind alles andere als einheitlich:

- Die DGE empfiehlt für Erwachsene aller Altersgruppen etwa 20 mg Vitamin D pro Tag – das entspricht 800 I.E. (= Internationalen Einheiten). Für Longevity ist diese Dosierungsempfehlung eher niedrig.
- Kristine nimmt derzeit 2000 I.E., Kati deutlich mehr, da sie einen Mangel ausgleichen muss.
- Achtung, die europäische Lebensmittelbehörde sagt: Ab 4000 I.E. pro Tag kann es zu einer Überdosierung kommen.

Biomarker Nährstoffversorgung: Eisen

WAS IST DAS?

Eisen ist ein essenzielles Spurenelement und wird vom Körper selbst nicht hergestellt. Da es lebensnotwendig ist, müssen wir es über unsere Nahrung aufnehmen. Das reicht allerdings häufig nicht. Eisen ist an zahlreichen Prozessen im Körper beteiligt, zum Beispiel:

- am Transport von Sauerstoff
- an der Energieversorgung
- an der Infektionsabwehr

Eisenmangel kann die körperliche Leistungsfähigkeit stark beeinträchtigen! Vor allem Frauen leiden vor der Menopause unter Eisenmangel.

ZIELWERTE

Frauen: 70-200 ng/ml gemessen als Ferritin (Eisenspeicher)

DOSIERUNG

- Prämenopausal sollte man 16 mg pro Tag zu sich nehmen (nicht unbedingt als NEM, sondern insgesamt), postmenopausal reichen dann 14 mg pro Tag.
- Achtung: Eisenpräparate werden leider häufig schlecht vertragen (Magen), am besten für Menge und Produkt beraten lassen. Relativ gut verträglich: Eisenbisglycinat.
- Idealerweise mit Vitamin C und Kupfer kombinieren, damit es gut aufgenommen werden kann (in manchen NEMs schon so enthalten).
- Als Eisen-Booster funktioniert eine Eiseninfusion – Kati hat das bereits gemacht, um einen schweren Mangel auszugleichen.
- Kati nimmt über 14 mg täglich, Kristine 14 mg.

Biomarker Nährstoffversorgung: Magnesium

WAS IST DAS?

Magnesium ist ein essenzieller Mineralstoff, den unser Körper nicht selbst herstellen kann. Wir müssen Magnesium deshalb über die Nahrung oder Supplemente zuführen.

Magnesium hat unter anderem folgende Eigenschaften:

- ist an 300 enzymatischen Prozessen im Körper beteiligt
- arbeitet bei der Energieproduktion mit
- hilft bei Wundheilung
- ist wichtig für Knochengesundheit (da sind 60 Prozent unseres Magnesiums drin)
- ist wichtig für Glukoseverarbeitung

Magnesiummangel erkennt man zum Beispiel an wiederkehrenden Muskelkrämpfen oder häufigen Kopfschmerzen.

ZIELWERTE

- im Vollblut 35-39 mg/l

Das Problem hier: Man kann Magnesium im Blut zwar nachweisen und messen, aber der größte Anteil unseres Magnesiums steckt in unseren Knochen (ca. 60 Prozent). Von daher wird Magnesium häufig präventiv eingenommen.

DOSIERUNG

- Da wir durchschnittlich etwa 200 mg Magnesium täglich über die Nahrung aufnehmen (und das nicht ausreicht), liegt die allgemein übliche Empfehlung für zusätzliche Magnesiumzufuhr bei 400 mg Magnesium pro Tag bei Männern, bei Frauen sind es über 300 mg.
- Achtung: Nicht jedes Magnesium-Supplement ist hochwertig. Idealerweise nimmst du ein Produkt mit mehreren Magnesiumarten (wie zum Beispiel Bisglycinat oder L-Threonaten). Der erste auf der Packung genannte Bestandteil hat den größten Anteil.
- Allgemeine Empfehlung: 2–3 g täglich unabhängig vom Produkt einnehmen, damit 250–400 mg Magnesium dabei sind.
- Kati wechselt alle 2 Tage ab: 1× Magnesium-L-Threonat, 1× Mehrfach-Magnesium.
- Kristine: 1× Mehrfach-Magnesium.

Biomarker Nährstoffversorgung: B-Vitamine

WAS IST DAS?

Zu den B-Vitaminen gehören Vitamin B1 (Thiamin), B2 (Riboflavin), B3 (Niacin), B5 (Panthothensäure), B6 (Pyridoxin), B7 (Bioten), B9 (Folsäure) und B12 (Methylcobalamin). Der Mensch braucht B-Vitamine zum Beispiel für:

- den Stoffwechsel
- die Herzmuskulatur
- die Blutbildung
- verschiedene Funktionen des Nerven- und Immunsystems
- Zellteilung und -neubildung

Oft leiden vegan oder vegetarisch lebende Menschen, die wenig Fleisch essen, unter einem Mangel von B12.

ZIELWERTE

Zu den wichtigsten gehören:

- Vitamin B6 im Vollblut 50–70 microg/l
- Vitamin B12 im Vollblut 700–1000 pg/ml

DOSIERUNG

- Vitamin-B-Supplementierung wird meistens als Vitamin-B-Komplex verabreicht, also mit verschiedenen Vitamin-B-Anteilen. Ausnahme: Bei explizitem Mangel werden Vitamin B12 und Folsäure (B9) auch singulär eingenommen.
- Kati nimmt morgens und abends einen Vitamin-B-Komplex, da sie wenig Fleisch isst. Kristine deckt ihren Vitamin B-Bedarf über ein Basis-Supplement ab.

Biomarker Nährstoffversorgung: Kollagen

WAS IST DAS?

Kollagene sind sogenannte Strukturproteine, die der Körper selbst produziert. Das Problem: Ab 25 Jahren nimmt diese Produktion um etwa 1,5 Prozent pro Jahr ab. Deshalb müssen wir Kollagen hinzufügen.

Kollagene werden benötigt zum Beispiel hier:

- Bindegewebe
- Sehnen und Bänder
- Knochen und Knorpel
- Haut und Nägel

DOSIERUNG

- 10–20 g Kollagen pro Tag
- Gut zu wissen: Kollagenprodukte bestehen fast immer aus Schlachtabfällen, sind also nicht vegan/vegetarisch. Es gibt aber vegane Varianten als Vorstufe – der Körper baut das Kollagen dann selbst auf.
- Meistens wird Kollagen in Pulverform oder als Kapseln angeboten.
- »Glow Coffee« ist sehr beliebt: einfach das Kollagen in Kaffee rühren.
- Kati und Kristine nehmen täglich Kollagen.

Biomarker Nährstoffversorgung: Kreatin

WAS IST DAS?

Kreatin ist ein Molekül, das in Leber, Nieren und der Bauchspeicheldrüse hergestellt wird. Zusätzlich gelangt es über Fleisch und Fisch in unseren Körper. Kreatin braucht der Körper vor allem für die Versorgung der Muskeln mit Energie. Kreatin ist inzwischen so gut erforscht, dass sogar behauptet werden darf: »Kreatin erhöht die körperliche Leistung bei Schnellkrafttraining im Rahmen kurzzeitiger intensiver körperlicher Betätigung.«

DOSIERUNG

- 3–5 g täglich
- Die Dosierung hängt vom Gewicht ab.
- Kristine nimmt aktuell 4 g, Kati 5 g täglich. Wichtig ist eine gute Qualität. Wir nehmen ein Kreatin-Monohydrat, das sich durch seine besonders hohe Reinheit und optimale Löslichkeit auszeichnet: Creapure (es gibt nur eine Firma, die das herstellt).

SIEHST DU ERNÄHRUNG JETZT NEU?

Du hast es geschafft und dich durch das längste Kapitel dieses Buches hindurchgelesen. Wir hoffen, dass wir dir vor allem eins zeigen konnten: Longevity-optimierte Ernährung macht Freude! Ist es nicht ein großartiges Gefühl, mehrfach am Tag richtig Gutes für deinen Körper tun zu können?

Wir haben dir hier noch einen beispielhaften Wochenplan für eine gesunde Ernährung zusammengestellt.

	Montag	**Dienstag**	**Mittwoch**	**Donnerstag**	**Freitag**	**Samstag**	**Sonntag**
Frühstück	Smoothie mit viel Gemüse und Proteinpulver	Haferflocken-porridge mit Obst und eingerührtem Proteinpulver	Räucherlachs mit Vollkornbrot und Avocado	Smoothie mit viel Gemüse und Proteinpulver	Rühreier mit Spinat, Champignons und Vollkornbrot	Overnight Oats mit Obst und Proteinshake	Protein-Pancakes mit Beeren
Mittagessen	Hummus mit hart gekochten Eiern und Salat	Chilli mit Kidneybohnen, Paprika und Grünkern	frisches Sauer-kraut (kalt), kalte Kartoffeln vom Vortag und Gemüse und hart gekochte Eier	Tempeh gebraten mit Gemüse und Vollkornreis	Räucherforelle mit Salat und Vollkornbrot	Gemüsesuppe mit Proteinpulver	Rindergulasch mit Gemüse und Vollkornnudeln
Snack	Magerquark mit Beeren und Saaten/Nüssen	Beef Jerky, Apfel	Joghurt mit Beeren und Kiwi und rohen Kakaonibs	Nüsse, 100% Schokolade	Magerquark mit Banane und Berberitzen	Hüttenkäse mit Gemüsesticks	Kuchen, denn es ist Sonntag :-)
Abendessen	Rote-Linsen-Dhal mit Beilagensalat	Gemüse, Kartoffeln, Schafskäse und Kichererbsen aus dem Ofen	Miso-Suppe mit Vollkornnudeln und Tofu	Vollkornwraps mit Hähnchen-brust und Gemüse	Tofu gebraten mit Gemüse und Hirse	Lachsfilet mit Gemüse und Quinoa	Vollkornbrot mit hart gekochten Eiern, Käse und Salat

- **EAT-COMPLEX-CARBS-HACK**
  Nimm komplexe Kohlenhydrate zu dir – sie machen schneller satt, lassen den Blutzuckerspiegel moderat ansteigen, versorgen dich mit wichtiger Energie – und schmecken super!

- **CLOTHE-YOUR-CARBS-HACK**
  Wenn du Kohlenhydrate zu dir nimmst, dann zieh sie an!

- **YOUR-DAILY-VINEGAR-SHOT-HACK**
  Ein Essig-Shot vor dem Essen hilft deinem Körper, Glukose-Spitzen zu verringern!

- **SWEETS-AT-THE-END-HACK**
  Iss Süßes – wenn überhaupt – immer am Ende einer Mahlzeit.

- **1,5-GRAMS-OF-PROTEIN-HACK**
  Eine Richtgröße für den optimalen Proteinbedarf für aktive Menschen ist: 1,5 g Protein pro kg Körpergewicht pro Tag zu sich nehmen.

- **WHERE-IS-MY-PROTEIN-HACK**
  Fokus Protein – versuche, deinen Teller immer um das Protein »drum herum« zu gestalten.

- **FIND-YOUR-POWDER-HACK**
  Suche dir zwei Proteinpulver, die für dich funktionieren: eins mit Geschmack und ein neutrales.

- **SWITCH-TO-GOOD-FATS-HACK**
  Tu deinem Körper Gutes und gib ihm ab sofort viele ungesättigte Fettsäuren.

- **EAT-THE-RAINBOW-HACK**
  Je bunter du isst, desto besser!

- **EAT-50-%-PLANTS-HACK**
  Nimm 50Prozent pflanzliche Nahrung zu dir.

- **EAT-WHOLE-FOOD-HACK**
  Nimm täglich ausreichend unverarbeitete, ballaststoffreiche Nahrung zu dir, um deinen Darm zu unterstützen!

- **ANALYSE-YOUR-PLATE-HACK**
  Analysiere, was du auf deinen Teller legst – und optimiere!

- **AVOID-SHIT-HACK**
  Iss keinen Mist! Versuche, Alkohol, hochverarbeitete Lebensmittel, Frittiertes und Zucker größtenteils aus deinem Speiseplan zu eliminieren.

- **EAT-THE-ECLAIR-HACK**
  Iss das Eclair! Gönne dir ab und zu auch etwas, verzichte nicht auf alles.

- **COFFEE-IS-YOUR-FRIEND-HACK**
  Kaffee ist bei Longevity dein Freund! Trinke 2 bis 3 Tassen Kaffee am Tag, ab zehn Stunden vor dem Schlafengehen nur noch koffeinfrei.

- **FEEL-FULL-HACK**
  Fühl dich satt, indem du deinen Fokus neu setzt: auf Proteine, Ballaststoffe und gesunde Lebensmittel. Vor allem Proteine sind Sattmacher.

- **AVOID-CALORIE-DENSE-FOOD-HACK**
  Vermeide kaloriendichte Nahrungsmittel.

- **CUT-FOOD-CATEGORIES-HACK**
  Lass bestimmte Nahrungsmittel weg und ernähre dich zum Beispiel lowfat, lowcarb oder vegan.

- **DO-INTERMITTENT-FASTING-HACK**
  Mach Intervallfasten, das klappt richtig gut!

- **DON'T-SNACK-BETWEEN-DINNER-AND-BREAKFAST-HACK**
  Snacke nicht zwischen Abendessen und Frühstück!

- **TRACKING-SUPPORT-HACK**
  Hol dir Tracking-Unterstützung. Bitte jemand anderen, eine App mit deinen Daten zu füllen, wenn es für dich mental belastend ist

- **MESSEN-MACHEN-MESSEN-HACK**
  Lass deine Blutwerte regelmäßig bestimmen!

I LIKE TO MOVE IT

POWER UND ENERGIE DURCH SPORT UND BEWEGUNG

Ich hänge an der Stange wie ein nasser Sack. Ich kann mich kaum einen Zentimeter nach oben ziehen. Wie soll ich jemals einen Klimmzug machen? Das ist viel schwerer als gedacht. Fast forward: Nach vielen Monaten Training ist der magische Moment endlich da und ich schaffe meinen ersten Klimmzug. Was für ein emotionales Hoch! Ich fühle mich stark, ich fühle mich selbstbewusst, ich bin so stolz darauf, was ich erreicht habe.

Diese Erfahrung haben wir beide gemacht: Bewegung und Sport sind fundamental wichtig für unser Wohlbefinden und unsere Longevity. Die wichtigsten Erkenntnisse dazu teilen wir mit dir in diesem Kapitel: Wir geben dir viele konkrete Tipps zu den fünf Bewegungsarten Alltagsbewegung, Cardio Zone 2, Cardio HIIT, Krafttraining und Mobilität – und wir verraten dir, wie du deinen inneren Schweinehund in Schach hältst, denn er ist häufig die größte Herausforderung, wenn du in den Lifestyle of Longevity einsteigst.

Warum ist es so wichtig, dass wir uns regelmäßig bewegen? Eigentlich ist es ganz einfach: weil Bewegung lebensverlängernd wirkt. Tatsächlich kann schon moderate Bewegung unser Leben um mehrere Jahre ausdehnen. Denn sie verlangsamt den physischen und kognitiven Verfall, kann den Ausbruch chronischer Krankheiten nach hinten schieben – und sie wirkt gleichzeitig positiv auf unsere mentale Gesundheit. Bewegung ist quasi eine Allzweckwaffe, die jeder Mensch nutzen sollte, um agil und aktiv zu bleiben. Außerdem gibt's sie zumeist gratis!

Die Weltgesundheitsorganisation (WHO) hat deshalb im Jahr 2018 einen Global Action Plan zu diesem Thema aufgestellt – ein umfassendes Konzept, das weltweit durch mehr Bewegung der Menschheit für mehr Gesundheit sorgen soll. Darin empfiehlt die WHO Erwachsenen mindestens 150 Minuten körperliche Aktivitäten pro Woche in moderater Intensität oder 75 Minuten mit hoher Intensität, um Krankheiten vorzubeugen. Die WHO hat festgestellt, dass sich die durchschnittliche Lage bis heute weltweit nicht zum Positiven entwickelt – im Gegenteil: 31 Prozent aller Erwachsenen und 80 Prozent aller Jugendlichen bewegen sich zu wenig, Frauen stehen deutlich schlechter da als Männer, vermutlich weil sie durch Care-Arbeit noch weniger freie Zeit haben. Hauptursache für mangelnde Bewegung sind demnach Computerarbeit und zu viele Freizeitaktivitäten am Bildschirm. Kommt dir das auch bekannt vor?

Der amerikanische Arzt Peter Attia sieht in der Bewegung sogar den entscheidenden Schlüssel zu Longevity. Nach seiner Theorie reduziert allein eine Bewegungssteigerung von 0 auf 90 Minuten die Woche unser Sterberisiko deutlich – und schnelles Gehen reicht dabei! Wir haben noch eine weitere

Quelle gefunden, die diese Daten eindrucksvoll aufzeigt, wie du der Grafik unten entnehmen kannst.

Eine asiatische Studie aus dem Jahr 2011, die den Zusammenhang von physischer Aktivität und Sterberisiko untersucht, kommt dabei auf ziemlich konkrete Zahlen: So senken demnach bereits 15 Minuten Bewegung am Tag das Sterberisiko um 14 Prozent, jede weitere Viertelstunde um weitere 4 Prozent. Superaktive, die rund 50 Minuten Sport täglich machen, können ihr Sterberisiko sogar um knapp die Hälfte reduzieren!

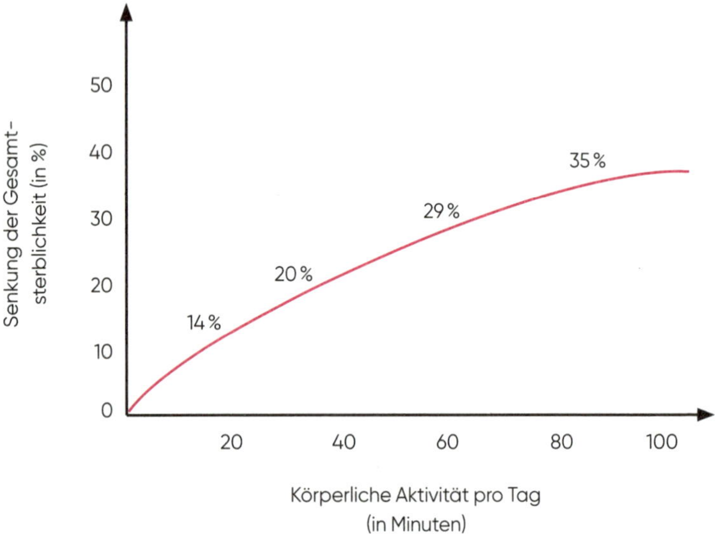

Abb. 2: Sport als Pravention, aus: Deutsches Ärzteblatt

WIE FÄNGST DU AN?

Wir haben es also selbst in der Hand, unser Leben zu verlängern, indem wir uns mehr bewegen. Dabei sollten wir auch berücksichtigen, dass unsere physische Leistungsfähigkeit mit zunehmendem Alter erodiert, wenn wir sie nicht ausreichend trainieren - erst allmählich und dann ab 60 ganz schnell: Unsere Knochen werden brüchiger, die Gelenke steifer, unsere allgemeine Fitness lässt nach und wir verlieren unsere Kraft. Das ist für viele Menschen ein ganz normaler Prozess - muss es aber für dich nicht sein. Je früher du mit dem Training anfängst, desto weniger musst du »aufholen«.

Es ist nie zu spät, damit anzufangen!

■ **START-NOW-HACK**

Fang jetzt an, dich mehr zu bewegen. Vereinbare mit dir selbst zehn Minuten pro Tag, jeden Tag. Schnelles Gehen oder Yoga ganz easy reichen zum Beispiel für den Anfang. Egal, wie alt du bist. Egal, was du bislang für deinen Körper getan hast. Und auch egal, wie sportlich du dich fühlst. Es geht um die Entscheidung, hier und heute Bewegung in deinen Alltag zu integrieren.

Zum Glück musst du dir gar nichts kaufen, um loszulegen. Das geht auch mit einem alten T-Shirt und einer ganz normalen Hose. Steig einfach ein! Es lohnt sich, weil du dich schon nach wenigen Wochen besser fühlst und mehr Energie hast.

START-SMALL-HACK

Fang klein an! Kleine Bewegungsmaßnahmen kannst du unkomplizierter in dein Leben integrieren, du musst nicht sofort Mitglied im Fitnesscenter oder beim Lauftreff werden. Zehn Minuten Sport am Tag – aber jeden Tag. Immer so leicht, dass du denkst: Das schaffe ich morgen noch mal! Und glaube uns: Du willst schon bald ganz von selbst mehr für dich tun! Denk daran: Für weitere Tipps, wie aus kleinen Gewohnheiten große Veränderungen werden können, kannst du dir unser Kapitel über Gewohnheiten noch einmal ansehen.

KATI UND KRISTINE *Als wir mit dem Sport angefangen haben, haben wir das morgens gemacht, bevor die Familie aufgewacht ist. Das waren anfangs nur 10 bis 15 Minuten Sport, meistens sogar recht einfache Übungen, wie zum Beispiel Yoga. Wir haben immer zur selben Uhrzeit angefangen. Über die Jahre hat sich das Sportprogramm weiterentwickelt, aber es geht ja erstmal darum, klein anzufangen.*

DIE BAUSTEINE DER LONGEVITY-OPTIMIERTEN BEWEGUNG

Bewegung ist nicht gleich Bewegung! Sie kann bewusst und unbewusst stattfinden, ist mal körperlich herausfordernd, mal nebenbei ohne besondere Anstrengung machbar, an manchen Tagen führt sie zu Glücksgefühlen in uns, an anderen können wir uns kaum überwinden.

Es geht also auch darum, das »richtige« Maß zu finden, genau die Mischung, die für deine Longevity gut ist und dabei gut in dein Leben passt. Diese vier Bewegungsarten sind in diesem Kontext wichtig:

- Alltagsbewegung – die Bewegung, die dein Körper täglich

macht, ohne Sport zu treiben, und die durch ein grundsätzlich aktives Leben automatisch entsteht, die du zum Beispiel einfach machst, um von A nach B zu kommen.

- Cardio – ein Training, das darauf abzielt, deine Herz- und Atemfrequenz zu erhöhen und so die Funktionsfähigkeit deines Herzens, deiner Lunge und deines Kreislaufs zu optimieren.
    - Cardio Zone 2 – ein leichtes, längeres Training wie beispielsweise lockeres Joggen.
    - Cardio HIIT – ein superanstrengendes, hochintensives, meist kürzeres Power-Intervalltraining wie bei Spinning Bikes oder Lauftraining mit Sprint-Intervallen.
- Krafttraining – ein gezieltes Muskeltraining, das dich stark macht.
- Mobilitäts- oder Beweglichkeitstraining – Training, um sich schmerzfrei zu bewegen.

An dieser Stelle ist es für dich wichtig zu wissen: Ganz gleich, ob du eigentlich eher darauf stehst, kurz und heftig zu trainieren, um so richtig ins Schwitzen zu kommen, oder ob du es lieber langsamer angehst – die fünf Bewegungstypen Alltagsbewegung, Cardio Zone 2, Cardio HIIT, Krafttraining und Mobilität sollten alle ihren Platz in deinem Longevity-optimierten Bewegungsprogramm haben.

In den USA fließen diese Erkenntnisse deshalb auch in die *Physical Activity Guidelines for Americans* für Menschen ab 65 Jahren ein, die durch eine Kombination aus Kraft- und Cardio-Training ihr Sterberisiko um bis zu 34 Prozent senken können!

Auch auf die Gefahr hin, dass wir uns unbeliebt machen: Nur leichtes Yoga reicht für Longevity nicht aus. Es ist auch weniger effektiv, nur mehrmals die Woche joggen zu gehen oder ausschließlich Krafttraining zu machen, sondern die bewusste Kombination ist hier entscheidend. Die Bewegungsarten sind für dich wahrscheinlich unterschiedlich aufwendig: Einige lassen sich ganz unkompliziert in dein Leben integrieren, andere brauchen etwas Planung und Vorbereitung.

ALLTAGSBEWEGUNG/NEAT

In diesem Kapitel geht es um eine Bewegungsart, deren Potenzial häufig unterschätzt wird: die Alltagsbewegung. Ein aktiver Alltag ist eine einfache Art und Weise, Bewegung in dein Leben zu integrieren, ohne direkt ins Fitnessstudio zu müssen.

SITTING IS THE NEW SMOKING

Du hast einen Bürojob und sitzt viel vor dem Rechner? Das geht vielen Menschen auf der ganzen Welt so. Wir sitzen fast alle zu viel! Bürojobs haben ein eklatant niedrigeres Alltagsbewegungslevel als zum Beispiel landwirtschaftliche Berufe. Oft beträgt die durchschnittliche Zeit im Sitzen sogar neun bis zehn Stunden pro Tag. Dieses lange Sitzen kann erhebliche gesundheitliche Folgen haben:

- Herz-Kreislauf-Erkrankungen, da der Bewegungsmangel die Blutzirkulation und den Stoffwechsel negativ beeinflusst und das Risiko für Herzkrankheiten und Bluthochdruck dadurch steigt.
- Gewichtszunahme und Fettleibigkeit, denn ein zu geringer Energie- beziehungsweise Kalorienverbrauch mangels körperlicher Aktivität fördert Fettaufbau und erhöht gleichzeitig das Risiko für chronische Krankheiten wie Diabetes Typ 2.
- Muskelschwund und Muskelverspannungen, da die verminderte Muskelaktivität durch das ständige Sitzen unsere Mus-

keln quasi dauerhaft unterfordert und schwächt, was zu Kräfteverlust oder Verspannungen führen kann.

- Rückenprobleme, weil langes Sitzen – vielleicht auch noch in schlechter Haltung – Rücken- und Nackenschmerzen hervorrufen kann und sich zu chronischen Schmerzen und degenerativen Veränderungen der Wirbelsäule und Bandscheiben entwickeln kann.
- Eingeschränkte Gehirnleistung, was unter Umständen Lern- und Erinnerungsprozesse verschlechtert.

Kurz: Unser Körper ist nicht für einen inaktiven Lebensstil konzipiert, sondern braucht Bewegung. Es gibt einen Weg, wie du dein aktives Leben sofort beginnen kannst – auch wenn das große Ziel noch ganz weit weg ist: Fang einfach klein an, mit Alltagsbewegung. Im Englischen gibt es dafür die Abkürzung NEAT, die für »Non-Excercise Activity Thermogenesis« steht und damit den sportunabhängigen Kalorienverbrauch meint. Beginne damit, deine Alltagsbewegung bewusster zu gestalten. Das ist ein erster Schritt, der dir (falls du bislang zur Fraktion »Sport ist Mord« gehört hast) den Einstieg in die vier anderen Longevity-relevanten Bewegungsarten erleichtern kann.

JEDE BEWEGUNG VERBRAUCHT ENERGIE

Erinnerst du dich? Im Kapitel »Ernährung« haben wir davon gesprochen, wie viele Kalorien wodurch abgebaut werden: Etwa 50 bis 70 Prozent braucht dein Körper für seinen metabolischen Grundumsatz, also die Energiemenge, die dein Körper zum Atmen, für die Organfunktionen oder dafür braucht, zu absorbieren und anschließend zu verstoffwechseln. Hinzu kommen noch ein paar Prozentpunkte für die Nahrungsaufnahme und Verdauung selbst. Immerhin bis zu 15 bis 35 Prozent deines Gesamtkalorienumsatzes kommen durch Bewegung zustande – je nach Lebensstil kann davon sehr viel einfach nur durch Alltagsbewegung zustande kommen.

Dein Energieverbrauch entsteht dabei durch ganz alltägliche physische Aktivitäten, die nicht unter die Rubrik Training fallen. Dazu zählen zum Beispiel Bewegungen wie Fingertippen, Stehen, Gehen oder Zappeln, aber auch Haus- und Gartenarbeit und alle anderen Bewegungen, die du nicht während des Sports, Schlafens oder Essens machst. Es sind routinemäßige tägliche Aktivitäten, die du als solche wahrscheinlich nur selten registrierst.

Das Überraschende daran ist: Du kannst genau hier ziemlich viel Bewegung in deinen Alltag einbauen, ohne es wirklich zu merken!

WAS BRINGT ALLTAGSBEWEGUNG FÜR LONGEVITY?

Eine ganz Menge! Wir haben dir ja oben schon aufgezeigt, welche Probleme mangelnde Bewegung verursachen kann. Darüber hinaus ein paar Erkenntnisse, was konkret Alltagsbewegung bringen kann: So fand zum Beispiel der amerikanische Endokrinologe James A. Levine in einer Studie heraus, dass Menschen, die Fett abbauen wollten, dies erfolgreicher taten, indem sie ihre Alltagsbewegung erhöht, und nicht, indem sie ein krasses Sportprogramm gestartet haben. Es fiel ihnen nämlich leichter, Alltagsbewegungen auf- und auszubauen, anstatt regelmäßig intensiv Sport zu treiben, weil das Plus an Alltagsbewegungen im Idealfall den ganzen Tag buchstäblich mitläuft, während Sport zeitlich meist nur in begrenztem Maß möglich und mit einer bewussten Entscheidung dafür verbunden ist. Im Umkehrschluss kommt die Studie zu dem Ergebnis, dass ein niedriges Bewegungslevel im Alltag häufig mit Übergewicht einhergeht.

Interessant ist in diesem Zusammenhang auch ein anderes Detail: So konnte in einer Studie des Deutschen Zentrums für Neurodegenerative Erkrankungen (DZNE) gezeigt werden, dass die Teilnehmenden, die Alltagsbewegung bewusst in ihr Leben integriert hatten, durchschnittlich etwas größere Gehirnvolumina hatten. Diese Erkenntnis legt nahe, dass Bewegung auch als Schutz vor neurodegenerativen Erkrankungen dienen kann. Hinzu kommt laut einer US-amerikanischen Studie noch ein antientzündlicher Prozess, der chronisch-entzündliche Erkrankungen wie Arthritis oder rheumatische Erkrankungen bekämpft. Es bringt also einiges, sich mit der eigenen Alltagsbewegung zu beschäftigen und sie zu optimieren.

Dir fällt sonst nichts Konkretes ein, um dein Bewegungslevel im Alltag signifikant zu steigern? Weil dein Job vielleicht kaum Raum dafür lässt? Oder weil du dir eigentlich noch nie Gedanken über diese Form der Bewegung gemacht hast? Das ging uns am Anfang auch so. Inzwischen haben wir eine ganze Reihe Ideen gesammelt, die das Thema Alltagsbewegung weiterdenken – so klein und unbedeutend sie dir auch erscheinen mögen. Mit unseren praktischen Tipps kannst du das sofort umsetzen.

■ GET-UP-ONCE-PER-HOUR-HACK

Wenn du einmal pro Stunde aufstehst und dich kurz bewegst, machst du alles richtig. Wearables, wie zum Beispiel eine Fitness Watch, animieren uns deshalb ja auch dazu, genau das zu machen.

KRISTINE *Meine Apple Watch piept immer dezent zehn Minuten vor jeder vollen Stunde, wenn ich mich in dieser Stunde noch nicht bewegt habe. Das ist eine super Erinnerung – auch um ein aktuelles Meeting langsam abzurunden.*

■ **WORK-AND-WALK-HACK**

Arbeite und gehe, das klappt!

- Stell dir einen Alarm am Handy ein, um alle 60 Minuten einmal aufzustehen und dich zu stretchen.
- Gewöhne dir an, nach jeder Mahlzeit einen kurzen Spaziergang zu machen – und wenn es nur einmal um den Block geht.
- Laufe zu deinen Mitarbeitenden, anstatt E-Mails zu verschicken – ist sowieso netter.
- Wenn du telefonierst, laufe dabei möglichst herum.
- Wenn du einen Auswärtstermin hast, laufe zu deinem Ziel, wenn das möglich ist.
- Mache Walking Lunches, bei denen du deine Mittagspause mit einem gesunden Wrap oder einem anderen Snack in der Hand an der frischen Luft gehend verbringen kannst.
- Arbeite wenn möglich mit einem höhenverstellbaren Tisch, an dem du sowohl sitzen als auch stehen kannst, das reduziert ganz nebenbei auch hohen Blutdruck und Rückenschmerzen.
- Stelle ein spezielles Laufband fürs Gehen unter den höhenverstellbaren Tisch.

KATI UND KRISTINE *Wir haben beide seit geraumer Zeit ein kleines Laufband unter unserem höhenverstellbaren Schreibtisch, das wir sehr viel benutzen. Inzwischen haben sich auch unsere Geschäftspartnerinnen und -partner daran gewöhnt, dass wir bei zahlreichen Online-Meetings buchstäblich in Bewegung sind, weil wir dabei auf dem Laufband gehen. Dadurch machen wir deutlich mehr Schritte am Tag.*

Kati hat das Ganze auch auf ihre Freizeit übertragen und freut sich im Urlaub ganz besonders auf ihre »Walk & Read«-Sessions, also zum Beispiel langsame Spaziergänge am Strand oder im Park, während sie ein gutes Buch liest. Manchmal schaut sie Netflix, wenn sie mit dem Peloton trainiert, denn dort ist es integriert.

Kristine trifft sich gerne mit ihren Freundinnen zu Spaziergängen oder Walking Lunch Dates und wir beide fahren meist mit dem Rad zur Arbeit oder parken weiter weg, um länger zu laufen, wenn wir doch mal mit dem Auto unterwegs sind. Das funktioniert auch prima, wenn man den ÖPNV nutzt, indem man einfach eine Station früher aussteigt und den restlichen Weg zu Fuß macht.

■ **TAKE-THE-STAIRS-HACK**

Nimm die Treppe, wann immer es möglich ist – und verstehe diese Empfehlung als Synonym für alle möglichen Bewegungen, die du im Alltag nebenbei machen kannst. Treppe statt Fahrstuhl, zu Fuß statt mit dem Auto, zur Arbeit laufen oder radeln.

KRISTINE *Wenn ich mit dem Auto zur Arbeit fahre, dann parke ich weiter entfernt und stelle so sicher, dass ich noch einen Fußweg von 15 Minuten bis zum Büro habe. Oder ich fahre gleich den ganzen Weg mit dem Fahrrad, wenn es nicht gerade aus Eimern schüttet.*

KATI *Mein allererster Schritt zu mehr Alltagsbewegung war, nicht mehr mit dem Auto ins Büro zu fahren, sondern zu gehen. Das dauert etwas mehr als eine halbe Stunde, aber war ein super Einstieg. Heute nutze ich dafür mein Fahrrad, weil ich anders auf meine Schritte komme, zum Beispiel durch das Laufband unter dem Schreibtisch.*

SCHRITT FÜR SCHRITT RICHTUNG LONGEVITY

Vielleicht ist es dir schon aufgefallen: Bei Alltagsbewegung spielen Schritte eine wesentliche Rolle. Zahlreiche Studien zeigen, dass sie eine deutlich positive Auswirkung auf deine Gesundheit haben.

Die weltweit größte Studie (eine polnische Metastudie, die im *European Journal of Preventive Cardiology* veröffentlicht wurde) zeigt, dass das Risiko, an Herz-Kreislauf-Erkrankungen zu sterben, bei Menschen, die täglich durchschnittlich 5500 Schritte gegangen sind, um 48 Prozent geringer war als bei jenen, die darunter lagen. Wer über 11 500 Schritte ging, konnte sein Sterblichkeitsrisiko im Studienzeitraum um 67 Prozent verringern.

Wenn du 30 Minuten am Tag zügig spazieren gehst und dich den Tag über normal bewegst, machst du dabei etwa 7000 Schritte.

■ 30-MIN-DAILY-WALK-HACK

Täglich eine halbe Stunde spazieren gehen – das klingt zunächst viel. Aber wenn du dir angewöhnst, Strecken, die du sonst vielleicht mit dem ÖPNV fährst, oder bei Telefonaten oder Meetings zu gehen, ist die halbe Stunde pro Tag schneller erreicht als gedacht. Allein eine Mittagspause als Walking Lunch kann so zur »Tagesration« werden.

FUNFACT:

Die wohl berühmteste Empfehlung, 10 000 Schritte pro Tag zu gehen, ist ein Fake! Sie geht auf den Produktnamen eines japanischen Fitness-Trackers zurück, der zu den Olympischen Sommerspielen 1964 in Tokio auf den Markt gebracht wurde. Mit diesem »Manpoke« schlug die Geburtsstunde der 10 000-Schritte-Regel, da der Produktname sich aus den japanischen Wortbestandteilen *man* (= 10 000), *po* (= Schritt) und *ke* (= Zähler) zusammensetzt.

Was damals ein erfolgreicher Werbegag war (der sich immerhin seit 60 Jahren hält!), ist heute eine nach wie vor weitverbreitete und sinnvolle Faustregel, wenn auch in der genannten Zahl nicht wissenschaftlich bewiesen. ■

SPORT MIT KLEINEN KIDS?

Wir haben mit Longevity angefangen, als unsere Kinder klein waren. Und nein, das lief natürlich nicht immer perfekt. Immer wieder mussten wir zurückstecken, weil es mit kleinen Kindern eben häufig so ist. Irgendwann haben die Kids dann länger geschlafen, wurden selbstständiger oder haben sogar mitgemacht. Und ein Schlüssel bei uns waren auch unsere Männer, die bei uns bestimmte Aufgaben vollständig übernommen haben, um uns den Rücken freizuhalten – wie zum Beispiel morgens das »Fertigmachen« und Frühstücken mit den Kids.

Wenn du also gerade als Mutter oder Vater in einer Phase der totalen Erschöpfung bist, verzweifle nicht! Wenn du kleine Kinder hast und es schwierig ist, überhaupt etwas zu unternehmen, dann lass es im Moment am besten auch. Sport kann auch Druck ausüben (»Jetzt habe ich schon wieder nichts gemacht«), und dafür ist jetzt der falsche Zeitpunkt. Wenn du es schaffst, schaffst du es, wenn nicht, dann nicht. Auch wir haben in dieser Lebensphase quasi gar keinen Sport gemacht. Aber: Spazierengehen mit Baby klappt super – und du könntest einen Eltern-Laufkurs buchen, wenn du Lust auf mehr hast. Ein Tipp von uns: Bitte deine Partnerin oder deinen Partner, deine Freundinnen und Freunde oder Verwandte darum, an einem festen Termin auf die Kids aufzupassen. ■

CARDIO-FITNESS – SUPERPOWER FÜR DEIN HERZ

Du willst den Bus das nächste Mal nicht verpassen, wenn du spät dran bist und rennen musst? Und du möchtest endlich mit deinen Freundinnen und Freunden lange durch die Berge wandern, ohne schnaufend und mit hochrotem Kopf immer die/der Letzte zu sein? Eine gute Cardio-Fitness wappnet dich dafür!

Der Begriff »Cardio« stammt vom medizinischen Fachbegriff »kardiovaskulär« und bezieht sich auf das Herz-Kreislauf-System unseres Körpers. Cardio-Fitness ist die Fähigkeit des Herzens und des Atmungssystems, dem Körper ausreichend Sauerstoff zur Verfügung zu stellen, um die beim Sport benötigte Energie erzeugen zu können. Cardio-Fitness entsteht durch die Kombination von Ausdauersportarten, die Herzschlag und Atmung leicht erhöhen (zum Beispiel Joggen oder Radfahren) und Intervalltraining, das uns an unsere körperlichen Grenzen bringt (zum Beispiel Sprints oder schweißtreibende Spinning-Einheiten).

Es gibt inzwischen unendlich viele Studien, die sich mit dem Zusammenhang von Cardio-Training und Longevity befassen. Fakt ist: Regelmäßiges Cardio-Training stärkt die Gesundheit und schützt vor fast allen typischen Erkrankungen, die einem im Alter oder wenn man untrainiert bleibt, drohen – wie Diabetes Typ 2, Herz-Kreislauf-Erkrankungen, chronische Entzündungen und viele andere mehr. Klar, dass sich das auch deutlich auf die Longevity auswirkt. Aber wir alle haben ein Problem: Unsere Cardio-Fitness geht ab 30 kontinuierlich zurück – und zwar deutlich. So verlieren wir pro Lebensdekade etwa 10 Prozent; ab 50 Jahren sind es sogar 15 Prozent pro Jahrzehnt.

Erinnerst du dich? Das Thema Cardio beschäftigt uns gleich zweimal im Zusammenhang mit den relevanten Bewegungstypen für Longevity-optimierte Bewegung: einmal in Cardio Zone 2 – und einmal mit Cardio HIIT. Die Bezeichnungen »Cardio Zone 2« und »Cardio HIIT« stehen für die Intensitätslevel des Trainings. Insgesamt gibt es fünf Zonen, von denen vor allem die erste, zweite und fünfte für Longevity wichtig sind.

Die fünf Trainingszonen beim Cardio-Training beziehen sich auf bestimmte Herzfrequenzbereiche zwischen dem Ruhezustand und einer maximalen körperlichen Belastung. Ausgangspunkt ist dabei die maximale Herzfrequenz, ein Wert, der alters- und fitnessabhängig variiert und den wir dir nach diesem Teil erklären. Gemeint ist damit die Anzahl der Herzschläge pro Minute, die du bei größtmöglicher Anstrengung erreichen kannst.

- **Zone 1** steht für sehr leichtes Training wie Spazierengehen und 50 bis 60 Prozent der maximalen Herzfrequenz.
- **Zone 2** beschreibt ein leichtes Training, das in etwa bei 60 bis 70 Prozent der maximalen Herzfrequenz durchgeführt wird, wie z. B. leichtes Joggen oder schnelles Gehen.
- **Zone 3** ist deutlich anstrengender! Das fordernde Training benötigt 70 bis 80 Prozent der maximalen Herzfrequenz.
- **Zone 4** steht für hartes Training mit bereits 80 bis 90 Prozent der maximalen Herzfrequenz.
- **Zone 5** erreichst du zum Beispiel phasenweise im Cardio HIIT, also hochintensiven Intervalltraining. Das ist superanstrengend und daher immer nur relativ kurz – und ein sehr hartes Training mit 90 bis 100 Prozent der maximalen Herzfrequenz. ■

Manche Zonen müssen für Longevity kein Schwerpunkt sein. Dazu zählen Zone 3 und 4, die zu wenig anstrengend für HIIT sind, aber zu anstrengend für Ausdauertraining. Zone 1 decken wir mit Alltagsbewegung ab.

Um die Trainingseffekte gut tracken zu können, solltest du dich intensiver mit deiner Herzfrequenz befassen. Dazu brauchst du keine kardiologische Ausbildung, sondern deinen Puls, einfaches Rechnen und/oder kleine Helfer beim Messen.

WIE DU DIE (MAXIMALE) HERZFREQUENZ BERECHNEST:

Die **Herzfrequenz** bezeichnet die Anzahl der Herzschläge pro Minute. Die gängige Einheit wird daher in (englisch) »beats per minute« (BPM) gemessen. Du kannst dich an deinem Pulsschlag orientieren, um deine Herzfrequenz bei Bewegung zu bestimmen, indem du ihn zum Beispiel unterhalb des inneren Handgelenks fühlst, dabei Zeige- und Mittelfinger auf die pochende Stelle legst und dann zählst. Hier reichen auch 30 Sekunden zählen, dann nimmst du den Wert einfach mal zwei. Allerdings mal ehrlich: Wer fühlt und zählt schon während des Sports seine Herzfrequenz? Eine Sportuhr liefert dir diese Daten jederzeit, ist also praktisch.

Für die **maximale Herzfrequenz** musst du kurz rechnen. Obwohl das eine typische Faustregel ist, gilt die Formel dahinter als allgemein anerkannt und praktikabel: Um deinen Wert zu berechnen, ziehst du von der Zahl 220 dein tatsächliches Alter ab. Die Zahl, die dann stehen bleibt, beschreibt deine maximale Herzfrequenz.

Ein Beispiel zeigt dir, wie unkompliziert sich das umsetzen lässt: Eine 42-jährige Frau, die in Zone 2 trainieren möchte, sollte dabei eine Herzfrequenz haben, die bei 60 bis 70 Prozent ihrer maximalen Herzfrequenz liegt. Die maximale Herzfrequenz, das hatten wir schon, berechnet sich ja ganz einfach aus 220 minus Alter – und liegt demnach bei 178. 60 bis 70 Prozent davon ergeben ein Ziel von 107–125 Pulsschlägen pro Minute beim Cardio-Zone-2-Training. Hierzu noch ein kleiner Hinweis: Wenn du vorher jahrelang als Sportmuffel auf dem Sofa gelebt hast, kannst du vor deinem Einstieg in die bewegte Welt einen Check-up bei deinem Arzt oder deiner Ärztin machen lassen, falls du ganz sichergehen möchtest, dass dein Herz bereit ist für dein neues Sportprogramm. ■

Biomarker Ruhepuls

Mit Ruhepuls ist die Frequenz gemeint, mit der dein Herz schlägt, um deinen Körper überall mit genügend Blut zu versorgen, wenn er nicht unter Belastung steht. Die Einheit für den Ruhepuls ist auch Herzschläge pro Minute (also BPM). Am besten misst du deinen Ruhepuls morgens im Liegen oder nachdem du einige Minuten entspannt gesessen hast.

Warum ist dein Ruhepuls im Zusammenhang mit Longevity so wichtig? Weil allgemein bekannt ist, dass es einen Zusammenhang zwischen Ruhepuls und Lebenserwartung gibt: So geht ein dauerhaft hoher Ruhepuls beispielsweise mit einem höheren Herzinfarktrisiko (und damit einem höheren Sterblichkeitsrisiko!) einher. Bei vielen Menschen ist der Ruhepuls zu hoch. Ihnen wird von ärztlicher Seite dann meist empfohlen, Ausdauersport bzw. Cardio-Fitness zu betreiben. Dadurch kann der Ruhepuls nämlich langfristig gesenkt werden. Und genau deshalb ist er als Biomarker ein wichtiger Wert bei einem Lifestyle of Longevity.

Und welcher Ruhepuls ist »normal« oder »gut«? Wie so oft ist das nicht mit einem einzigen Wert zu beantworten, da viele nicht beeinflussbare Faktoren auf den individuellen Ruhepuls Einfluss haben, wie das Alter, das Geschlecht oder die Körpergröße. Hinzu kommen Themen wie das aktuelle Gewicht, der

Trainingszustand, das Stresslevel oder auch Kaffee-/Nikotin-/Alkoholkonsum, die allerdings veränderbar sind. Es gibt jedoch eine Norm-Range für Erwachsene, die als »gut« gilt, es sind 60–80 BPM.

Bei uns, als gut trainierten Personen, liegt dieser Wert bei eher 50–55 BPM.

KATI *Zu Beginn meiner Health Journey hatte ich einen Ruhepuls von ca. 65 BPM. Nachdem ich ein Jahr lang Sport priorisiert hatte, war mein Ruhepuls schon zehn Einheiten niedriger! Der Effekt des Trainings machte sich also quasi sofort bemerkbar.*

SPORT IN CARDIO ZONE 2 ODER CARDIO HIIT? BEIDES NATÜRLICH!

Dass vor allem die Kombination aus Cardio Zone 2 und Cardio HIIT sinnvoll ist, zeigen zahlreiche Studien, auf die sich inzwischen Empfehlungen von Krankenkassen und viele Fitnesscenter beziehen. Vor allem die Norwegian University of Science and Technology (NTNU) in Trondheim veröffentlicht zu diesem Thema Jahr für Jahr neue Ergebnisse zu unterschiedlichen Fragestellungen im Zusammenhang mit Trainingsformen und Gesundheit.

■ HIGH-LOW-INTENSITY-HACK

Hohe und niedrige Intensität – dein Körper braucht beides: Cardio Zone 2 und Cardio HIIT! Erst die gezielte Kombi aus den beiden Intensitätslevels Zone 2 und Cardio HIIT sorgt dafür, dass du dir eine solide Basis aus Ausdauer und hoher Leistungsfähigkeit aufbaust – und das bis ins hohe Alter, wenn du dranbleibst. Integriere beides in deinen Trainingsplan für die Woche – wie genau, erklären wir dir später noch.

CARDIO HIIT

Eine schweißtreibende Angelegenheit ist Cardio HIIT, das hochintensive Intervalltraining, das Zone 5 entspricht. Die empfohlene Herzfrequenz liegt hier immerhin phasenweise bei 90 bis 100 Prozent der maximalen Herzfrequenz! Bei dieser Trainingsmethode wechseln sich kurze, extreme Belastungsphasen mit kurzen, aber aktiven Erholungsphasen ab – und zwar in schnellen Intervallen. Meistens ist eine Cardio-HIIT-Einheit pro Woche ausreichend, denn Cardio HIIT ist eine sehr hohe Belastung für den Körper.

Dabei werden ordentliche Mengen Cortisol – besser bekannt als Stresshormon – ausgeschüttet. Cortisol ist grundsätzlich ein wichtiges Hormon, das du zum Beispiel brauchst, um morgens beim Aufstehen deinen Körper zu aktivieren und für den Tag in die Puschen zu kommen. Doch zu viel Cortisol ist auf Dauer für deinen Körper problematisch und kann sogar zu Angstzuständen und anderen Begleiterscheinungen führen. Wenn du dich also gerade in einer anstrengenden oder stressigen Lebenssituation befindest, sei vorsichtig und reduziere dein Cardio HIIT! Ein mögliches Anzeichen für zu belastendes Training kann bei Frauen zum Beispiel sein, dass ihre Periode ausbleibt.

Typische Cardio HIIT-Trainingsgeräte und -methoden sind Spinning, Crosstrainer, Laufband und Rudermaschine; im Freien funktioniert Cardio HIIT mit einem Wechsel aus superschnellen Sprints, lockeren Jogging-Einheiten oder kurzen Geh-Strecken. Hinweis für Ungeübte: Am Anfang lieber vor allem auf Fahrrad oder Rudermaschine zurückgreifen, da sie deutlich gelenkschonender sind und der Muskelapparat, der für Lauf-Cardio-HIIT-Einheiten notwendig ist, dafür vielleicht noch nicht stark genug ist.

KATI *Meine Health Journey fing ja mit dem Peloton an. Da waren immer Cardio-HIIT-Einheiten dabei, das geht super auf einem Spinning-Bike. Mittlerweile ist mein Sportprogramm ausgefeilter, daher setze ich es nur noch einmal die Woche ein – in einer knackigen 30-Minuten-Session mit einem meiner Lieblingstrainer auf der Plattform und bei lauter Musik. Das ist zwar schweißtreibend, setzt aber auch superviele Glückshormone frei!*

KRISTINE *Ich mache meine Cardio-HIIT-Sessions entweder beim Kickboxen (die mehrmaligen 3-Minuten-Boxeinheiten sind superanstrengend!) oder bei einem Sprint Interval Run im Wald neben meinem Haus.*

■ 4×4×1-HACK

Trainiere einmal die Woche Cardio HIIT so, dass du dabei 4×4 Minuten in Zone 5 kommst (in Summe 16 Minuten sehr hohe Belastung). Also vier Wiederholungen, volle Kraft, all in. Setze dazwischen jeweils kurze Erholungspausen von wenigen Minuten, in welchen du deinem Puls die Möglichkeit gibst, etwas runterzukommen und Kraft für die nächste Belastung zu sammeln. Gib in den Belastungsphasen alles, sodass du fast umfällst! Und das Ganze machst du dann einmal pro Woche. Daher kommt der Name unseres Hacks: 4 × hohe Intensität × 4 Wiederholungen × 1× die Woche. Das ist der effizienteste Weg, um die Vorteile von Cardio HIIT zu nutzen.

Die gute Nachricht: Du brauchst also nur wenig Zeit für dieses Cardio-HIIT-Training. Auch wenn du am Anfang vielleicht nur eine Minute oder weniger schaffst: Bleib dran und steigere dich Schritt für Schritt. Fang mit 30 bis 60 Sekunden Belastung an. Das kannst du dann Training für Training steigern, bis du bei vier Minuten volle Belastung pro Intervall angekommen bist. Das kann wirklich Monate dauern, also stress dich nicht, wenn das nicht so schnell klappt. Die Länge der Erholungsphasen kannst du selbst bestimmen. Wir schlagen dir vor, die Einheiten von Belastung und Erholung gleich lang zu setzen, also vier Minuten volle Power und dann mindestens vier Minuten Erholung. Damit haben wir selbst gute Erfahrungen gemacht. Bei Kristine waren die Erholungsphasen übrigens anfangs sogar deutlich länger.

Unser 4×4×1-Hack geht übrigens auf ein norwegisches Trainingsprogramm zurück, das im Rahmen einer Studie an der bereits erwähnten Trondheimer University of Science and Technologie von der Cardiac Exercise Research Group (CERG) entwickelt wurde. Hintergrund war die Aufgabenstellung, ein Programm zu erstellen, das für möglichst viele Menschen aller Altersstufen dazu beiträgt, lebenslang gesund und fit zu bleiben.

Biomarker VO_2max

Die Abkürzung »VO_2max« besteht aus einem »V« für Volumen, der Bezeichnung »O_2« für Sauerstoff und dem Kürzel »max« für maximal. Es geht also bei diesem Wert um die maximale Sauerstoffaufnahme des Körpers und den Transport in die Muskeln, um dort für eine effiziente Energieproduktion zu sorgen. Manche sagen, das ist der wichtigste Wert für Longevity. Vielleicht kennst du diesen Begriff ja auch von deiner Sportuhr.

Und warum ist dieser Wert so wichtig und aussagekräftig? Weil die Verfügbarkeit von Sauerstoff für Ausdauerleistungen am wichtigsten ist – gerade auch unter hoher Belastung wie beim Cardio HIIT. Dafür müssen Lunge, Blutkreislauf und die Verstoffwechselung in den Muskelzellen gut zusammenarbeiten. Salopp gesagt zeigt der VO_2max-Wert also, wie fit du in Sachen Ausdauer-Leistungsfähigkeit wirklich bist. Dafür gibt es auch Richtwerte, die bei Männern und Frauen allerdings etwas voneinander abweichen: Unter 25 bis 35 VO_2max signalisiert der Wert eine schwache Leistungsfähigkeit. Durchschnittlich bis gut ist er im Bereich zwischen 36 bis 42 VO_2max – und ab 43 bis 46 VO_2max oder mehr wird es sehr gut.

So kannst du deinen Biomarker VO_2max messen: Idealerweise machst du das in einem speziellen Studio oder in einer Klinik, das ist dann ganz genau – sie nutzen dafür ein Ergospirometer. Aber auch Sportuhren zeigen ihn annähernd korrekt an.

Weil die Fähigkeit unseres Körpers, bei Belastung ausreichend Sauerstoff für unsere Muskeln aufzunehmen, im Alter abnimmt, solltest du rechtzeitig dagegen angehen. Du brauchst nämlich ein Mindestlevel, um bestimmte Dinge zu tun: Um einen steilen Hang hochzugehen, muss der VO_2max-Wert bei 25 oder darüber liegen. Das ist zum Beispiel mit 80 Jahren und dem natürlichen Rückgang des Wertes um etwa 65 Prozent nicht selbstverständlich! Weitere Details entnimmst du der Grafik.

Auch der weltbekannte Lauftrainer Owen Anderson empfiehlt für einen optimalen VO_2max-Wert, Cardio-Zone-2-Training mit gezielten Cardio-HIIT-Einheiten zu kombinieren. Allerdings führt mehr Cardio-Training nicht immer zu einem höheren VO_2max-Wert, denn wenn du zu viel trainierst oder gerade sehr viel Stress hast, kann es auch sein, dass du keine Fortschritte erzielst oder sich der Wert sogar negativ entwickelt.

CARDIO ZONE 2

Weniger intensiv und damit auch weniger belastend für den Körper ist das Cardio Zone 2. Die Soll-Herzfrequenz für dieses Level ist laut Definition bei 60 bis 70 Prozent unserer maximalen Herzfrequenz. Typische Trainingsarten sind hier langsames Joggen, zügiges Schwimmen, Radfahren und Bergsteigen. Die gute Nachricht also: Cardio Zone 2 ist nicht so anstrengend. Die schlechte Nachricht: Das Training benötigt viel Zeit.

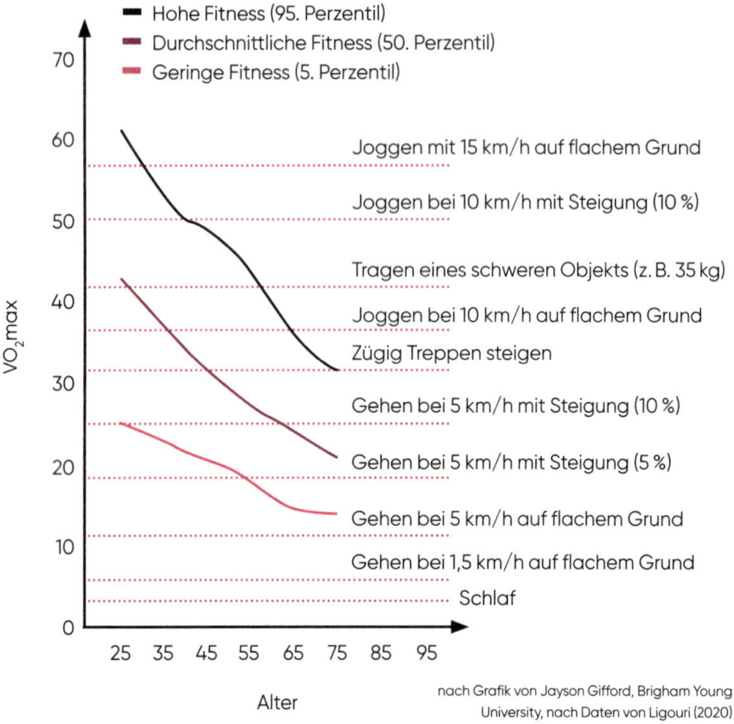

Abb. 3: Rückgang des VO_2max im Alter, aus: Peter Attia, Outlive

Wenn du Anfängerin oder Anfänger bist, empfehlen wir dir für den Einstieg in das Cardio Zone 2 diese drei Dinge:

1. Behalte deine Herzfrequenz im Auge, die bei dieser Trainingsart nur bei 60 bis 70 Prozent deiner maximalen Herzfrequenz liegen sollte.
2. Reduziere dein Tempo, wenn du drüber kommst – egal, ob du radelst, joggst oder schwimmst.
3. Überfordere dich nicht. Starte mit kurzen Einheiten und wundere dich nicht, wenn du es am Anfang noch nicht schaffst, in Zone 2 zu joggen, sondern schon durch schnelles Gehen in diese Zone kommst.

■ **NOSE-BREATHING-ZONE-2-HACK**

Nasenatmung in Zone 2 muss möglich sein! Falls du keinen Pulsmesser hast, dann orientiere dich daran, ob du gerade noch durch die Nase atmen kannst. Das ist ein guter Indikator, ob du dich noch in Cardio Zone 2 befindest.

■ **GO-FAR-180-HACK**

Trainiere 180 Minuten! Denn ganz streng genommen ist das Idealziel, drei Stunden pro Woche in Cardio Zone 2 zu trainieren. Unser Tipp: Teile die Cardio-Trainings in mehrere Einheiten pro Woche auf, dann passen sie besser in einen vollen Wochenplan! Ganz ehrlich: drei Stunden die Woche schaffen die wenigsten Leute. Daher ist es auch o. k., ein paar Anteile des Trainings in Zone 1 zu absolvieren, zum Beispiel mit Spaziergängen.

KATI *Ich habe 2022 entdeckt, dass ich joggen kann – ohne Witz, vorher dachte ich, das sei ganz sicher nichts für mich. Aber durch eine kleine Challenge mit mir selbst, in einem Monat zehnmal laufen zu gehen, habe ich gemerkt, wie praktisch Joggen ist (geht quasi überall, du brauchst nur Turnschuhe, kannst die Strecke an dich anpassen und so zum Beispiel auch andere Städte entdecken), und meine Liebe dafür entdeckt!*

KRISTINE *Cardio Zone 2 ist tatsächlich fast mein liebstes Training jede Woche. Ich spiele hier sowohl Tennis (auf dessen Vorzüge wir noch später eingehen werden), mache aber auch einen längeren Run durch den Wald. Mit einem Podcast auf dem Ohr liebe ich diese Art von relativ entspannter Bewegung in der Natur.*

Eine gute Methode, das Training in Zone 1 oder Zone 2 zu intensivieren, ist auch das »Rucking«. Dazu erhöht man die Anstrengung beim Laufen oder Gehen mit zusätzlichem Gewicht in einem Rucksack oder über eine Gewichtsweste. Nicht umsonst ist dies eigentlich ein typisches Militär-Training. Wenn du dir etwa ein Drittel deines Körpergewichtes auflädst, tust du wirklich viel für deine Muskeln und deine Ausdauer.

Ob mit oder ohne zusätzliche Gewichte – es ist ganz normal, dass man es am Anfang gar nicht schafft, in Cardio Zone 2 für eine längere Zeit zu rennen. Du solltest deine Laufeinheiten deshalb allmählich steigern, also von beispielsweise 5 Minuten joggen in der ersten Woche sukzessive auf 10 Minuten in der zweiten Woche, 12 Minuten in der dritten Woche und dann, bis das ideale Maß im Sinne von Dr. Peter Attia (also die 180 Minuten) erreicht oder dein Zeitplan voll ist.

Biomarker Cardio-Zone-2-Tempo

Dein Cardio-Zone-2-Tempo ist ein wichtiger Biomarker, um deine individuellen Fortschritte in den jeweiligen Ausdauereinheiten zu messen und gezielt steigern zu können.

So kannst du dein Zone-2-Tempo messen: Stoppe deine Zeit, die du brauchst, um eine definierte Strecke zurückzulegen. Beim Joggen könnte das ein Kilometer sein, beim Schwimmen eine definierte Menge an Bahnen. Messe diese regelmäßig. Das Ergebnis sollte mit fortschreitendem Training immer weiter sinken – also deine benötigte Zeit pro Strecke (zum Beispiel Minuten pro Kilometer oder Bahn). Wichtig: Du musst dabei natürlich konsequent in Cardio Zone 2 bleiben.

Womit alles begann – die Apple Watch

Die Apple Watch war für uns beide der Einstieg ins Tracking – durch sie hat uns die Begeisterung fürs Tracking gepackt: Nur was du misst, kannst du verbessern. Wir haben nach und nach wichtige Kennzahlen kennengelernt und mehr und mehr getrackt. Die Apple Watch trackt die wichtigsten Parameter wie Schritte, Herzschlag, Trainingsarten und -minuten, Stehstunden, Kalorienverbrauch, Training, VO_2max, Schlaf, Herzfrequenzvariabilität oder Ruheherzfrequenz einigermaßen genau und warnt, wenn in der Herzfrequenz Unregelmäßigkeiten auftauchen. Dass es ein Display gibt, ist für uns ein Vorteil, wir haben allerdings die störenden Mitteilungen ausgeschaltet. Und besonders gut finden wir, dass wir Timer direkt setzen können – als Stoppuhr oder Wecker.

Nicht ganz so gut gefallen hat uns, dass die Messungen nicht zu 100 Prozent genau sind, vor allem beim Thema Schlaf. Außerdem bietet die Apple Watch noch zu wenig Hilfestellungen, wie man Daten auswertet und welche Maßnahmen sich daraus ableiten lassen. Außerdem finden wir die Interface Health App etwas kompliziert – und der Fokus auf Recovery/Erholung fehlt fast vollständig. Einsteigermodelle gibt es ab 300 Euro, gebraucht ab ca. 200 Euro.

Eine echte Alternative sind die vom Fitness-Tracking kommenden Garmin- und Fitbit-Tracker. Sie sind etwas günstiger. Weitere Alternativen sind zum Beispiel der Oura-Ring (hat aber als Schwerpunkt eigentlich das Schlaf-Tracking) oder das Whoop-Band.

DIE JOKER: SCHLÄGERSPORTARTEN

Wir haben dir im Kapitel »Bewegung« bislang viel über Sport- oder Bewegungsarten wie Gehen, Joggen, Intervalltraining etc. erzählt. Bislang nicht erwähnt haben wir Schlägersportarten, denen wir hier einen gesonderten Abschnitt widmen. Zunächst einmal: Was zählt eigentlich dazu? Vor allem Tennis und Badminton, aber auch Tischtennis und andere, vielleicht weniger verbreitete Sportarten wie Lacrosse oder Squash. Sie alle haben gemeinsam, dass man sie nicht alleine macht und – besonders interessant – dass sie ein hohes Maß an Auge-Hand/Arm-Koordination erfordern, was ein Gehirntraining ist. Außerdem bestehen diese Sportarten aus einer interessanten Kombination aus gleichförmigeren Routinebewegungen und explosivem Powertraining.

Da wir beide leidenschaftlich gerne, aber noch gar nicht so lange Schlägersportarten (Tennis, Padel und Pickleball) spielen, haben wir uns natürlich gefragt, welchen Beitrag sie zur Longevity leisten. Dazu gibt es tatsächlich hochinteressante Langzeitstudien: So lief in Dänemark seit 1975 die sogenannte Copenhagen City Heart Study, die sich ganz konkret mit der Frage beschäftigt, welche Sportart unser Leben um die meisten Jahre verlängert. In der Studie wurden bisher über 20 000 Teilnehmende fortlaufend beobachtet und zu ihren jeweiligen (und ausschließlich ausgeführten) Sportarten befragt.

Die Ergebnisse sind eindeutig: So lebten die Teilnehmenden, die regelmäßig Tennis spielten, durchschnittlich 9,7 Jahre länger, bei Badminton waren es 6,2 Jahre, bei Fußball immerhin noch 4,7 Jahre – gefolgt von Radfahren (3,7 Jahre), Schwimmen (3,4 Jahre) und Joggen (3,2 Jahre).

Fazit: Schlägersportarten sind gut für deine Longevity – und machen dabei auch richtig Spaß! ■

LEBENSVERLÄNGERND: DER SOZIALE FAKTOR

Es gibt bei der Studie ein interessantes Detail, dass der an der dänischen Auswertung beteiligte Wissenschaftler Dr. James O'Keefe herausgestellt hat: Ihm ist aufgefallen, dass die sozialen Sportarten wie Tennis und Badminton oder der Mannschaftssport Fußball offenbar einen höheren Impact auf Longevity haben als typische Einzelsportarten wie Schwimmen oder Joggen. Seine Vermutung: Soziale Unterstützung reduziert unseren Stress, daher sind solche Sportarten physiologisch und psychologisch vorteilhafter. Seiner Meinung nach sollten Menschen daher – unabhängig von der Sportart – in Gruppen oder Partnerschaften trainieren, um die positiven und gesunden Aspekte der körperlichen Aktivität mit denen der sozialen Interaktion zu verbinden.

Vielleicht könnte auch dieser ganz neue Aspekt ein Ansporn für dich sein, regelmäßig Sport in Cardio Zone 2 und Cardio Zone 5 zu treiben – gemeinsam mit Menschen, die du magst und die dir guttun.

KRISTINE *Ich habe vor wenigen Jahren erst meine Begeisterung für Tennis entdeckt. Es gibt für mich nichts Schöneres, als im Sommer an einem frühen Samstagmorgen auf dem Platz zu stehen. Ich liebe es einfach: Die Sonne scheint, die Vögel zwitschern – und besonders schön: Ich spiele mit meinem Mann und wir können so Zeit zusammen verbringen. Um ehrlich zu sein: Gut bin ich nicht, aber dafür leidenschaftlich.*

KRAFTTRAINING – WIE SPAREN FÜRS ALTER

Wenn wir uns für eine Bewegungsart entscheiden müssten, um Longevity-orientiert aktiv zu sein, dann wäre es das Krafttraining, vor allem für uns als Frauen. Hätte man uns das früher gesagt – wir hätten es wahrscheinlich nicht geglaubt. Daher sprechen wir in diesem Kapitel intensiv darüber und warum es so wichtig ist, gerade auch, wenn du älter wirst.

JUST-LIFT-WEIGHTS-HACK

Hauptsache, du hebst Gewichte! Es spielt dabei keine Rolle, wo und mit welcher Ausrüstung du trainierst!

Use it or lose it! Das trifft auf kaum etwas so gut zu wie auf unsere Muskeln. Tatsächlich beginnen sie schon in unseren Dreißigern zurückzugehen – und zwar 0,3 bis 2 Prozent pro Jahr. Ab 60 Jahren kommt zusätzliches Tempo in diesen Prozess: Denn die meisten Menschen steuern nicht dagegen, sodass sich auch keine Muskeln mehr aufbauen können. Eigentlich ist es kaum zu glauben, aber leider wahr: Mit 75 Jahren haben Menschen üblicherweise etwa die Hälfte ihrer Muskelkraft verloren, wenn sie nicht aktiv dagegen angehen. Die extremste Form dieses Verlusts ist Sarkopenie, ein degenerativer, altersbedingter Muskelabbau. Ein Grund mehr, genauer hinzuschauen und rechtzeitig gegenzusteuern.

Denn es ist zu jeder Zeit im Leben sinnvoll, mit Krafttraining anzufangen, um Muskeln aufzubauen, wie auch eine dänische

Studie eindrucksvoll belegt, die im Mai 2024 veröffentlicht wurde. 451 Personen im Rentenalter, davon 61 Prozent Frauen, wurden in drei Gruppen eingeteilt und von den Forschenden vier Jahre lang begleitet: Für Gruppe 1 gab es dreimal die Woche ein beaufsichtigtes, intensives und schweres Krafttraining für die Beine. Die zweite Gruppe absolvierte dreimal in der Woche ein moderates Zirkeltraining, während die dritte, die Kontrollgruppe, kein spezielles Training machte. Nach drei Jahren wurden die Gruppen, deren Durchschnittsalter am Ende 71 Jahre betrug, im Hinblick auf Kraft und Mobilität ausgewertet – mit eindeutigen Ergebnissen: Denn lediglich die Gruppe mit dem schweren Krafttraining konnte ihre Beinkraft über den Zeitraum erhalten, alle anderen hatten ihre Beinkraft sukzessive verloren. Ohne ausreichend Beinkraft werden Menschen jedoch beim Gehen, Treppensteigen, Radfahren und vielen anderen Bewegungen unsicherer, das Sturzrisiko steigt – und damit auch das Sterberisiko.

Zu ähnlichen Ergebnissen kommt auch eine japanische Metaanalyse aus dem Jahr 2022, die über 16 Studien zu diesem Thema ausgewertet hat. Demnach senkt ein wöchentliches Krafttraining über 30 bis 60 Minuten das Sterberisiko im Alter um 10 bis 20 Prozent.

Schweres Krafttraining macht also auch im Alter Sinn – und es ist nie zu spät, damit anzufangen! Auch im Alter kann man noch Muskeln aufbauen!

Allerdings: Je später Menschen einsteigen, desto größer ist die Lücke, die sie schließen müssen.

GEHÖREN ZUSAMMEN: MUSKELMASSE UND LONGEVITY

O.k. Wir wissen also, dass wir unsere Muskelkraft mit zunehmendem Alter verlieren. Aber warum brauchen wir Muskeln überhaupt?

- Damit wir uns selbstständig bewegen können und auch im Alter noch die Kraft haben, um beispielsweise einkaufen zu gehen und die Einkäufe auch tragen zu können. In einer Forsa-Umfrage zur Situation von älteren Menschen 75+ in Deutschland nach Corona gaben immerhin 37 Prozent an, Hilfe im Alltag zu benötigen. Und das wird durch die demografische Entwicklung noch mehr.
- Um unsere Knochen dicht zu halten und unsere Sehnen zu schützen und das im Alter doppelt hohe Sturz- und Bruchrisiko abzufedern. Schon 2012 stellte ein Forscherteam auf dem Deutschen Kongress für Orthopädie und Unfallchirurgie fest, dass gerade nach einem Hüftbruch als Sturzfolge 30 Prozent der Menschen über 85 Jahre innerhalb eines Jahres (!) sterben.
- Um unseren Blutzuckerlevel zu senken, da die Muskeln sich den Zucker aus dem Blut holen, wenn sie ihn als Energiequelle brauchen.
- Um unseren Energieverbrauch zu steigern, da Muskeln zu einem höheren Grundumsatz führen.
- Und für unser Selbstvertrauen, da wir uns mit starken und funktionsfähigen Muskeln sicher fühlen.

KATI *Es ist wirklich verrückt zu erleben, wie viel mehr Energie der Körper verbraucht, wenn man Muskeln aufbaut. Ich hatte dieses Jahr ein kleines Tief, weil mein Muskelwachstum stagniert hat – bis ich festgestellt habe, dass ich meine Nahrungsaufnahme gar nicht auf meine Muskelzunahme angepasst hatte! Ich aß zu wenig,* *um die neuen Muskeln alle mit Energie zu versorgen. Deshalb habe ich eine kleine zusätzliche Mahlzeit am Tag eingebaut – für mich super, denn ich bin ein totaler Foodie :-).*

WAS IST EIGENTLICH DIE KNOCHENDICHTE?

Die Knochendichte ist ein Wert, der uns sagt, wie stabil und fest unsere Knochen sind. Dieser Wert wird über die Knochendichte-Messung (Osteo-Densitometrie) bestimmt, um Osteoporose (Knochenschwund) frühzeitig zu erkennen.

Unter Osteoporose leiden Frauen vor allem oft nach den Wechseljahren, der sogenannten Menopause, aber inzwischen auch viele Männer. Das Risiko für Frauen ist allerdings laut Bundeszentrale für Gesundheitliche Aufklärung (BZGA) dreimal so hoch. Eine geringe Knochendichte macht die Knochen spröde und brüchig, erhöht dadurch das Verletzungspotenzial bei Stürzen erheblich – ein großes Problem gerade für ältere Menschen. ■

MENOPAUSE/HRT UND KNOCHENDICHTE

Da unsere Knochendichte – und damit die Knochenstabilität – bereits im Alter von etwa 30 Jahren kontinuierlich abnimmt, ist dieser Wert im Kontext von Longevity für uns ein wichtiger Biomarker. Das bedeutet natürlich nicht, dass alle Menschen über 30 unter Osteoporose leiden! Aber die Gefahr, dass dies im Alter passiert, steigt immer weiter an – vor allem bei Frauen in und nach den Wechseljahren.

Eine bedeutende Möglichkeit, dagegen anzugehen, ist Krafttraining, denn mehr Muskeln halten die Knochen stabil! Daher ist Krafttraining für Frauen besonders wichtig.

So kannst du deine Knochendichte messen lassen: Grobe Anhaltspunkte über den Zustand der Knochen liefert die InBody-Bioimpedanzanalyse, die in manchen Fitnessstudios verfügbar ist. Allerdings ist das nur ein ungefährer Richtwert.

Genauer ist die sogenannte Dexa-Messung, die in Arztpraxen nur an der Lendenwirbelsäule und einem Oberschenkelknochen durchgeführt wird, ein Röntgenverfahren mit sehr geringer Strahlung. Sie misst, wie stark die Röntgenstrahlung beim Durchdringen des Knochens abgeschwächt wird. Hintergrund: je mehr Knochensubstanz, desto stärkerer Einfluss auf die Strahlung. Die Dexa-Messung ist in Deutschland zwar eine anerkannte Vorsorgeuntersuchung, wird jedoch von den Krankenkassen nur übernommen, wenn tatsächlich Osteoporose und eine medizinische Notwendigkeit aufgrund von Knochenbrüchen vorliegen (was bei jüngeren Menschen in den seltensten Fällen so ist). Meistens muss diese Untersuchung also selbst bezahlt werden – Kostenpunkt zwischen 30 und 100 Euro.

Alternativ bieten manche Apotheken Knochendichtemessungen per Ultraschall an, die jedoch nur erste Aussagen zum grundsätzlichen Osteoporoserisiko liefern können. Kostenpunkt hier 20 bis 40 Euro.

DEIN KÖRPER SPINNT? ACH SO, MENOPAUSE

Spätestens in der Menopause, also wenn Frauen ihre Periode nicht mehr bekommen und der Körper sich hormonell auf die Zeit nach Fruchtbarkeit und Kinderbekommen umstellt, machen sich viele Frauen erstmals richtig Gedanken über das Thema Altern. Während einige Frauen davon gar nichts mitbekommen und durch diese Phase ihres Lebens einfach beschwerdefrei durchrutschen (lediglich ihre Periode kommt nicht mehr), haben die anderen das volle Programm an unangenehmen Begleiterscheinungen. Dazu zählen unter anderem:

- Zyklusbeschwerden
- Blutungen
- Gelenkschmerzen
- Gewichtszunahme
- Schlafstörungen
- Haar- und Hautprobleme
- Hitzewallungen
- Stimmungsschwankungen bis hin zu Depressionen
- Libidoverlust
- Osteoporose

Es würde den Rahmen dieses Buches sprengen, wenn wir auf die Symptome hier genauer eingehen, aber eins ist sicher, sie können extrem belastend und gesundheitsschädigend für Frauen sein. Eine Hormonersatztherapie ist ein mögliches Mittel dagegen. ■

MIT HORMONEN GEGEN DAS ALTERN

Durch ihre Menopause werden Frauen in der Regel irgendwann zwischen 45 und 60 Jahren daran erinnert, dass sie älter werden - meist durch typische Wechseljahrebeschwerden. Wenn sie zu sehr darunter leiden, werden ihnen häufig zunächst pflanzliche Mittel zur Linderung der Beschwerden angeboten. Bringt das alles nichts, wird meistens eine Hormonersatztherapie (HRT) angewendet - vorausgesetzt, die Ärztin oder der Arzt verschreiben diese Medikamente. Die Abkürzung leitet sich vom englischen Begriff »hormone replacement therapy« her. Ehrlicherweise ist es nach wie vor so, dass Hormonbehandlungen bei vielen Frauen und auch in Praxen noch verpönt sind, weil sie vor Jahren mal im Verdacht standen, für Krebserkrankungen, hauptsächlich Brustkrebs, verantwortlich zu sein. Diese These ist inzwischen wissenschaftlich widerlegt, die Skepsis allerdings bei erstaunlich vielen geblieben.

Wenn du dir ein eigenes Bild darüber machen möchtest, empfehlen wir dir die Bücher von Dr. med. Sheila de Liz, besonders den Titel *Women on Fire – Alles über die fabelhaften Wechseljahre*. Sie dürfte wohl die bekannteste Frauenärztin Deutschlands sein. Denn neben ihrer eigenen Praxis in Wiesbaden hat sie die Hormone Online Clinic gegründet, in der sie gemeinsam mit anderen Expertinnen Frauen dabei begleitet, möglichst angenehm durch die Menopause hindurchzukommen. Ihr Fokus: Hormonersatztherapie. Und genau hier wird es für uns interessant:

WAS BEDEUTET HORMONERSATZTHERAPIE?

Ganz einfach gesagt geht es darum: Bei einer HRT ersetzen Frauen Hormone, die ihr Körper in dieser Lebensphase nicht mehr selbst produziert. Dadurch lassen sich typische Wechseljahressymptome wirksam behandeln.

- Wichtig zu wissen: Es gibt nicht die eine Hormonersatztherapie, sondern immer individuell auf die Patientin zugeschnittene Formen. Das hat mit den jeweiligen Symptomen ebenso zu tun (nicht jede Frau leidet unter allen!) wie mit ihrem tatsächlichen Hormonstatus. Außerdem spielen immer auch mögliche Risikofaktoren oder Nebenwirkungen eine Rolle. Es ist essenziell, eine ärztliche Begleitung zu finden, die sich in dem Thema gut auskennt. Das wird nicht immer der Frauenarzt/die Frauenärztin sein, manchmal ist der Gang zur Endokrinologin/zum Endokrinologen die bessere Wahl.
- Eine HRT ist eine umfangreiche medizinische Behandlung, die folglich auch rezeptpflichtig ist. Leider wird sie ohne besondere medizinische Indikation nicht immer von allen Krankenkassen übernommen. Der behandelnde Arzt oder die behandelnde Ärztin müssen also von der Notwendigkeit überzeugt sein, auf Selbstzahlerinnen können sonst auf Dauer erhebliche Kosten zukommen. ■

IST HRT EIN LONGEVITY-BOOSTER?

Warum HRT uns im Kontext von Longevity interessiert, liegt auf der Hand: Denn durch die Behandlungspläne mit einer individuellen Zusammenstellung aus Östrogenen oder in einer Kombination aus Östrogenen, Gestagenen oder Progestagenen simuliert der Körper den Zustand *vor* seiner Menopause.

Das eigentlich Spannende daran ist für uns, dass mit der HRT nicht nur die hormonell bedingten Beschwerden wie Zyklusschwankungen oder Schweißausbrüche gestoppt oder zumindest vermindert werden, sondern auch das Risiko für andere altersbedingte Erkrankungen reduziert werden kann! So zeigt eine Langzeitstudie der renommierten Women's Health Initiative (WHI) aus dem Jahr 2001, dass insbesondere die Knochenstabilität von HRT profitiert. Bei einer durchschnittlichen Therapiedauer von 5,6 Jahren konnte darin nachgewiesen werden, dass die Häufigkeit von Knochenbrüchen bei den Testpersonen um 24 Prozent gesenkt wurde. Offenbar reichten hier schon geringe Östrogendosierungen aus, um positive Effekte zu erzeugen.

Allerdings sorgte eine Fehlinterpretation derselben Studie bei der Untersuchung potenzieller Nebenwirkungen dafür, dass an HRT über lange Zeit ein schlechtes Image haftete. Denn sie schien auch zu belegen, dass HRT ein extrem hohes Risiko für Nebenwirkungen wie Schlaganfall, Thrombosen, Herzinfarkt oder auch Brustkrebs mit sich bringt. Schuld daran war eine falsche Auswertung von Studiendaten, die sich über mehr als 15 Jahre in Wissenschafts- und Medizinkreisen halten konnte, obwohl der Fehler bereits 2016 in einem Beitrag im *New England Journal of Medicine* öffentlich gemacht wurde. Bis dahin kursierte in vielen gynäkologischen Praxen und unter zahlreichen Frauen die Angst vor der gefährlichen Hormontherapie mit den starken Nebenwirkungen bis hin zu Brustkrebs.

Das hat sich glücklicherweise in den letzten Jahren deutlich geändert. Inzwischen gib es auch zahlreiche Studien über den Einfluss von HRT auf Herz-Kreislauf-Erkrankungen, die als gemeinsamer Nenner zeigen, dass ein früher Einstieg in HRT (also vor dem 60. Lebensjahr) einen positiven Einfluss auf das Herz-Kreislauf-System haben kann. Einen guten Überblick bietet hier eine amerikanische Studie aus dem Jahr 2000. Und auch das Diabetes-Typ-2-Risiko lässt sich offenbar mit einer HRT um ca. 30 Prozent reduzieren. Hinzu kommt ein um 21 Prozent verringertes Risiko für Dick- und Enddarmkrebs gegenüber Frauen, die keine HRT anwenden.

Fazit: HRT ist eine gute Möglichkeit für Frauen, unter anderem die Begleiterscheinungen der Wechseljahre abzupuffern und sich deutlich besser zu fühlen.

Das geht nicht mit Selbstmedikation, sondern nur mit medizinischer Begleitung, bei der Hormonstatus und die allgemeine Gesundheit wichtige Daten für die hormonelle Einstellung und Art der Dosierung einer HRT liefern. Zudem ist eine individuelle Risiko-Nutzen-Abwägung notwendig, wie bei jedem Medikament. Wer noch vor den beginnenden Wechseljahren daran denkt, das Hormonlevel bestimmen zu lassen, dokumentiert so, wie der Körper hormonell zu einem Zeitpunkt vor den Veränderungen aufgestellt war – ein wichtiges Detail, das eine spätere HRT noch individueller gestaltbar macht. Solche Hormonuntersuchungen machen in der Regel Arztpraxen, aber auch Labore direkt. Wichtig ist, den Status regelmäßig checken zu lassen, um gegebenenfalls bei der HRT nachzujustieren. Wie lange Frauen dann ihre HRT machen, ist ganz unterschiedlich. Wenn sie gesund sind, spricht nichts dagegen, bis ans Lebensende dabeizubleiben. Allerdings sollten dabei stets auch mögliche Nebenwirkungen der Hormonmedikamente ärztlich überprüft werden, denn die individuelle Verträglichkeit kann sich im Laufe der Jahre auch mal verändern.

FRAUEN UND KRAFTSPORT

Kraftsport war jahrzehntelang männlich besetzt. Allerdings hat sich hier inzwischen viel getan: So gibt es viele auf Frauen spezialisierte Fitnessstudios und auch insgesamt steigt der Anteil an Frauen an den Geräten stetig. Falls du zu den Frauen gehörst, die befürchten, durch Krafttraining irgendwann zu »bulky«, also zu breit und muskelbepackt auszusehen, können wir dich beruhigen. Denn das passiert nicht über Nacht und ist bei Bodybuilderinnen Ergebnis von sehr harter, langer Arbeit und Entbehrungen.

KRISTINE *Wenn ich beruflich oder privat in der Welt unterwegs bin, besuche ich gerne Fitnessstudios in den verschiedenen Regionen, die ich bereise. Ich liebe es zu sehen, dass nach und nach mehr Frauen mit mir Kraftsport machen – und auch mehr und mehr Gyms an den Wänden nicht mehr nur Poster von Arnold Schwarzenegger haben, sondern auch Bilder von starken Frauen. Da hat sich bei mir auch viel verändert. Als Teenie hatte ich zum Beispiel immer Angst, dass meine Oberarme zu muskulös aussehen. Ich habe schon immer schnell Muskeln aufgebaut und dachte, das wird zu viel. Deshalb habe ich quasi nie meine Arme trainiert. Heute bin ich total stolz auf meine durchtrainierten Arme und dankbar, was sie für mich alles leisten können!*

KATI *Mein Schönheitsideal hat sich im Rahmen meiner Longevity-Reise total verändert! Mittlerweile bewundere ich vor allem Frauen mit starker Rücken- oder Armmuskulatur.*

Fazit: Wir finden, es ist Zeit für ein neues Schönheitsideal: Stark ist das neue Schlank!

KENNST DU DEN ZUSTAND DEINER MUSKULATUR?

Die meisten Menschen wissen nicht, wo sie in Sachen Muskelkraft stehen - und schätzen sich häufig auch total falsch ein. Über unsere Biomarker kannst du selbst prüfen, in welchem Zustand deine Muskelkraft ist:

- Griffkraft
- Muskelmasse

Biomarker Griffkraft

Die Griffstärke ist ein Hinweis auf die gesamte Kraft eines Menschen und gibt tatsächlich gute Hinweise auf die zu erwartende Lebenszeit.

Die einfachste Methode ist das Messen der Griffkraft mit einem Handgriff-Dynamometer: Nicht umsonst war die Griffkraft oder auch Handgreifkraft ein Untersuchungsbestandteil der NAKO-Studie, »Deutschlands größter Langzeit-Bevölkerungsstudie, bei der über 200 000 zufällig ausgewählte Bürgerinnen und Bürger umfassend medizinisch untersucht und nach ihren Lebensgewohnheiten befragt werden«. Demnach liegt die durchschnittliche Greifkraft bei Männern bei 48 kg, bei Frauen bei 30 kg. Handgriff-Dynamometer gibt es in unendlich vielen Varianten von ganz einfach bis elektrisch oder hydraulisch. Du kannst sie auch für relativ wenig Geld kaufen. In den meisten Fitnesscentern gehört diese Messung inzwischen zum Einstiegstest.

Zielwerte Griffkraft: Es gibt Tabellen, die online verfügbar sind, wo man nach Geschlecht, Alter und Körpergröße Zielwerte finden kann. Sie sind zu umfangreich, um sie hier abzubilden.

Griffkraft anhand von Dead Hang einschätzen: Auch so kannst du deine Griffkraft ganz leicht selbst im Blick behalten: Gehe auf einen Spielplatz und hänge dich mit deinem ganzen Gewicht an eine Turnstange, die du mit deinen Händen umgreifst. Wichtig: Deine Füße dürfen den Boden nicht berühren. Stoppe dabei die Zeit, die du dich so halten kannst. Laut Dr. Peter Attia sollte eine Frau um die 40 anstreben, dieses 90 Sekunden auszuhalten, ein Mann im selben Alter optimalerweise 120 Sekunden. Wenn du diesen Test einmal pro Monat machst und die Ergebnisse notierst, kannst du sehen, wie sehr dein Krafttraining diesen Wert positiv beeinflusst!

Griffkraft anhand von Farmer's Carry einschätzen: Beim Farmer's Carry geht es darum, als Frau 75 Prozent deines Körpergewichts und als Mann das gesamte Körpergewicht in Form von Gewichten eine Minute lang zu tragen. Wenn du das schaffst, ist deine Griffkraft optimal, wenn nicht, musst du nachbessern. Auch diese Methode haben wir bei Dr. Peter Attia gefunden. Hinweis: Taste dich an diese Zahl heran. Nicht direkt mit dem schweren Gewicht anfangen, sonst droht Verletzungsrisiko!

So funktioniert diese Messmethode: Verteile entsprechend schwere Hanteln gleichmäßig auf beide Hände, bewege dich (zum Beispiel durch den Raum gehen) und stoppe die Zeit, wie lange du die Gewichte halten kannst.

Biomarker Muskelmasse

Warum ist dieser Wert so interessant und ein Biomarker? Weil es Erfahrungswerte dazu gibt, wie viel Muskelmasse ein Körper für optimale Gesundheit haben sollte: **Dein Idealziel für deine Gesundheit ist es, ca. 50 Prozent deines Körpergewichts als Muskelmasse zu haben.**

So kannst du deine Muskelmasse messen:
Dieser Wert lässt sich am besten über das Dexa-Verfahren (ein Röntgenverfahren mit niedriger Strahlendosis, das einige Arztpraxen anbieten) oder Bioimpedanz (mit schwachen Stromimpulsen, die auf unterschiedliche Widerstände im Körper reagieren und daraus die Muskelmasse ableiten) messen, wie zum Beispiel eine InBody-Messung.

Du kannst auch eine Körperfettwaage für zuhause nutzen, die zwar nicht so genau ist, aber durchaus Sinn machen kann. Über vier Elektroden (Vier-Punkt-Waage) misst sie den elektrischen Widerstand durch den Körper und leitet daraus ebenfalls die Muskelmasse ab. Allerdings haben wir festgestellt, dass die Ergebnisse bei unterschiedlichen Herstellern variieren. Es ist daher wichtig, den Wert immer mit demselben Gerät zu messen und so Fortschritte oder Veränderungen zu erkennen.

Es gibt aber auch Online-Rechner, die dein Gewicht, deine Größe und dein Geschlecht abfragen und über einen Algorithmus zu einem Wert kommen.

KATI UND KRISTINE *Wir kontrollieren unsere Muskelmasse monatlich über Bioimpedanz als Teil unserer Trainingsfortschrittskontrolle, das muss aber natürlich nicht zwingend so häufig passieren.*

MEHR MUSKELKRAFT, ABER WIE?

Also Fitnesscenter? Irgendwoher müssen die Gewichte ja schließlich kommen. Irgendwann wirst auch du vielleicht in einem entsprechenden Club trainieren. Aber das muss nicht sein – vor allem am Anfang deiner Longevity-Reise nicht. Wir zeigen dir, was deine Alternativen sind.

STAY-AT-HOME-HACK

Bleib zuhause! Krafttraining funktioniert dort auch gut, wenn du einen Plan hast – am besten gleich für die ganze Woche. Das ist gerade am Anfang super, um den inneren Schweinehund zu überwinden und einen gewissen Rhythmus zu entwickeln.

Tatsächlich bietet das eigene Körpergewicht viele Möglichkeiten für Krafttraining zuhause. Gerade zum Einstieg ist dieser Weg super, auch mit leichten Gewichten. Zu den Programmen gibt es zahlreiche YouTube-Creator, die dich dabei anleiten und nichts kosten, wie zum Beispiel

- @madymorrison
- @bohobeautiful
- @growingannanas
- @POPSUGARFitness
- @natachaoceane
- @PamelaRfl
- @TheKneesovertoesguy

Du wirst merken, wie sich dein Krafttraining Schritt für Schritt weiterentwickelt. Zu Beginn reicht dir hier eine Matte, fertig. Denn einfache Übungen wie Liegestütz-Variationen, Sit-ups oder Kniebeugen funktionieren auch so. Irgendwann wirst du jedoch merken, dass dein eigenes Körpergewicht nicht mehr ausreicht, um eine für Longevity optimale Muskelmasse zu erreichen, so ehrlich müssen wir sein.

Ab einem gewissen Punkt brauchst du zusätzliche Gewichte, damit deine Muskeln die nötigen Anreize zum Wachsen bekommen, da der Widerstand durch dein eigenes Körpergewicht nicht mehr hoch genug ist.

Wenn du mit Gewichten starten willst, fang mit einem 2,5-Kilogramm- und einem 5-Kilogramm-Set an. Wenn Krafttraining bei dir zuhause zur Routine geworden ist, kommt vielleicht irgendwann mehr dazu: Hantelbank, Rack, Langhantel, Pulley, Rückenstrecker, Stepper oder Cardio-Geräte wie Spinning-Rad oder Laufband.

Am Ende hast du dir ein kleines Home Gym aufgebaut. Das kann auf Dauer günstiger sein als eine Mitgliedschaft in einem großen Fitnessclub, bietet dir aber auch weniger soziale Kontakte und Austausch. Außerdem brauchst du dafür zuhause Platz. Trotzdem hat diese Trainingsvariante Charme – vor allem dann, wenn du (anfangs) den Gang ins Fitnessstudio scheust.

Fazit: Der Stay-at-home-Hack ist für dich dann eine gute Alternative, wenn die Tür zum Fitnesscenter das schwerste Gewicht für dich ist. Trotzdem ist es sinnvoll, wenn du dir, sobald größere Gewichte hinzukommen, eine Trainerin oder einen Trainer nimmst, damit dir der richtige Umgang mit Gewichten und Übungen einmal erklärt wird. Gerade zu Beginn ist das wichtig, damit man die Übungen nicht falsch ausführt. Und du könntest dir gleich einen Trainingsplan erstellen lassen, der sich natürlich steigert. Das verschafft dir die Sicherheit, richtig und zielführend zu trainieren.

KATI UND KRISTINE *Wir lassen uns einmal im Monat von unserem Trainer einen Trainingsplan erstellen, mit dem wir dann zuhause in unserem Gym trainieren.*

Folgt man den Empfehlungen der WHO, so sollte jeder Mensch zwei- bis dreimal in der Woche Krafttraining machen. Dabei ist es sinnvoll, den ganzen Körper zu trainieren – am besten jede Muskelpartie gleich zweimal. Einzelne Studien deuten darauf hin, dass du schon mit 30 bis 60 Minuten pro Woche ganz schön viel erreichen kannst – je nachdem, wie viel Zeit du dir dafür nehmen und investieren willst/kannst –, auch wenn es vielleicht nur zwei Trainingseinheiten pro Woche werden oder vier kürzere Workouts. Hauptsache, dein Körper hat ausreichend Zeit, sich zu erholen, denn das ist sehr wichtig. Pro Muskelgruppe benötigt er dazu nämlich 48 Stunden Pause.

MOBILITÄT – ÜBER DAS DREHEN UND BIEGEN

Auch wenn wir (noch) keine Sportskanonen sind, nehmen wir es oft als selbstverständlich hin, dass wir unseren Körper bewegen können, wie wir wollen. Erst wenn unsere Mobilität eingeschränkt ist, merken wir, wie wichtig das eigentlich ist. Obwohl die bisher genannten Bausteine von Longevity-optimierter Bewegung schon auf Mobilität einzahlen, macht es Sinn, sich damit einmal gesondert zu befassen. Unser Fokus liegt dabei auf deiner Flexibilität und dem Thema Stretching, weil du ohne viel Aufwand viel für deine Mobilität tun kannst.

KATI *Mobilität ist meine große Baustelle. Ich habe sie 2024 in den Fokus genommen, inklusive Physiotherapie und orthopädische Unterstützung. Ich merke jetzt aber schon, dass ich viel mehr Zeit brauchen werde als ursprünglich gedacht. Und das ist o.k.: Auch das ist wie alles andere ein Marathon und kein Sprint!*

Was genau meinen wir, wenn wir von Mobilität oder auch Beweglichkeit sprechen? Nein, es geht natürlich nicht darum, artistische Einlagen und Verrenkungen zu beherrschen, sondern um eine gesunde Grundbeweglichkeit, die du in jedem Alter für ein unabhängiges und sicheres Leben brauchst. Wir finden, die American Sports and Fitness Association bringt die Aspekte von Mobilität ganz gut auf den Punkt, indem sie Mobilität mit der Fähigkeit umschreibt, sich frei beziehungsweise schmerzfrei zu bewegen, wobei sie dafür vor allem die Faktoren Flexibilität, Ausdauer, Kraft und Balance verantwortlich macht.

Wie kannst du mithilfe einer verbesserten Mobilität deine Gesundheit verbessern? Hintergrund für diese Fragestellung ist die Tatsache, dass der Verlust von Mobilität häufig (und wenn man nicht gegensteuert!) als Begleiterscheinung des Alterns ein höheres Risiko für (chronische) Erkrankungen, Krankenhausaufenthalt oder ein erhöhtes Sterberisiko birgt. So bestätigt eine US-Studie aus dem Jahr 2012, bei der über 5000 Frauen mit einem Durchschnittsalter von 79 Jahren untersucht und über zehn Jahre begleitet wurden, dass Kraft, Balance und Mobilität die besten Voraussetzungen für ein langes Leben bilden. Zu ähnlichen Ergebnissen kommt auch eine Metastudie des US-amerikanischen National Institute on Aging (NIA) von 2020, die im Auftrag der Regierung erstellt wurde und in der sogar von einem Schlüssel für ein unabhängiges und langes Leben gesprochen wird.

WIE BEWEGLICH IST MEIN KÖRPER?

Um deine Mobilität zu testen, kannst du unterschiedliche Übungen und Tests machen:

- Wie weit kommst du mit deinen Händen Richtung Boden, wenn du dich im Stand vornüberbeugst?
- Wie weit kannst du deinen geraden Oberkörper im Sitzen mit parallel ausgestreckten Beinen nach vorne bewegen?
- Volle Kniebeuge: Wie tief kannst du dich in die Hocke setzen, ohne dass deine Ferse vom Boden abhebt, ohne umzukippen?

Es geht bei all diesen Übungen weniger darum, auf ein bestimmtes Idealziel hinzuarbeiten, als dich selbst zu steigern, wenn du das Gefühl hast, irgendwo eingeschränkt zu sein.

Biomarker Mobilität: Sitting-Rising-Test (SRT)

Der SRT ist ein auf den ersten Blick ganz leichter Test, der aber schwieriger ist, als du denkst! Er wurde von zwei Sportmedizinern entwickelt, die damit sowohl die Kraft als auch die Mobilität eines Menschen bestimmen können.

Und so funktioniert der Test: Stelle dich dazu mit gekreuzten Beinen aufrecht hin und setze dich nun kontrolliert in den Schneidersitz. Dann stehst du genauso wieder auf – ohne deine Hände oder Knie zum Abstützen zu nutzen. Hat es geklappt? Und wenn ja, wie?

Ein Punktesystem bewertet nun deine Mobilität: Fürs Runtergehen und fürs Hochkommen gibt es jeweils 5 Punkte. Also kannst du theoretisch insgesamt 10 Punkte erreichen. Aber es gibt Abzüge – und zwar einen Punkt für jede deiner Gliedmaßen, die du zum Abstützen gebraucht hast. Und immer dann, wenn du gewackelt hast, werden noch 0,5 Punkte für diese Instabilität pro Bewegungseinheit abgezogen. Der Wert, den du am Ende erhältst, ist deine Ausgangssituation in Sachen Mobilität. Alles ab acht Punkten ist sehr gut. Du kannst mit demselben Test immer wieder mal prüfen, ob sich deine Mobilität durch gezieltes Training verbessert hat.

KATI UND KRISTINE *Wir haben mit unseren Familien die GOWOD-App probiert, darin gibt es einen tollen kostenlosen Mobility Test. Eine lustige Challenge mit unseren Kids, die natürlich noch viel flexibler sind als wir!*

MIT STRETCHING GEGEN MOBILITÄTSVERLUST!

Stellt sich nun also die Frage, wie du deine Flexibilität verbessern oder im Alter aufrechterhalten kannst. Und das ist gar nicht so kompliziert, sondern funktioniert ganz gut mit Stretching.

WAS GENAU IST STRETCHING?

Stretching ist Dehngymnastik, die in den Achtzigerjahren im Kontext von Aerobic und anderen US-Trends mit dynamischen Übungen aufkam. Damals tauchte dann auch erstmals der Begriff »Stretching« auf, der seither für diese Bewegungsform steht und ein Muskeltraining beschreibt, wobei der betreffende Muskel in einer finalen Dehnungsposition verharrt, bis er »weicher« wird oder etwas nachgibt. ■

Das amerikanische College of Sports Medicine hat 2021 Guidelines für Stretching und Mobilität herausgegeben, die das moderne Verständnis dieser Bewegungsart gut auf den Punkt bringen. Eine italienische Studie an der Universität Palermo hatte sich bereits 2018 mit der Frage befasst, wie Stretching-Dauer und -art den Bewegungsumfang der Gelenke beeinflussen. Unsere nachfolgenden Empfehlungen basieren auf diesen Forschungsergebnissen.

How to stretch

Flexibilität ist ein individueller Faktor. Deshalb haben wir dir hier ein paar allgemeine Tipps zusammengestellt, die du auf deine persönliche Situation anwenden kannst. Wichtig ist: Du solltest bei deinen Dehn-Workouts jede der großen Muskelgruppen einbeziehen, also Brust und Rücken, Schultern und Arme, Gesäß, Oberschenkel und Waden.

- **SHORT-AND-SWEET-STRETCH-HACK**
  Kurz dehnen – länger heißt hier nicht besser und intensiver! Deine Dehnübungen bei statischen Stretches (still gehaltene Stretches) sollten sich in einer Zeitspanne zwischen 10 bis 30 Sekunden bewegen. Danach entstehen keine großen Effekte mehr, lediglich dein Verletzungsrisiko steigt.

- **STRETCHING-SNACK-HACK**
  Zwischendurch mal stretchen – baue einige wenige Bewegungen einfach in deinen Alltag ein, zum Beispiel in der Lunch-Pause, beim Filmschauen oder nach dem Aufstehen.

- **30-%-STRETCH-HACK**
  Fokussiere dich auf etwa 30 Prozent Dehnung. Achte darauf, dass sich deine Übungen nur leicht unangenehm anfühlen, also etwa bei 30 Prozent vor der Schmerzgrenze (100 Prozent) liegen. Hier passieren nämlich die meisten Fehler! Denn diese vergleichsweise niedrige Intensität ist tatsächlich besser als beispielsweise 50 oder 80 Prozent. Hintergrund ist eine eingebaute Schutzfunktion unserer Muskeln, die sich ab einem gewissen Punkt automatisch mit Kontraktionen wehren. Die Dehnung geht dann in die Sehnen (die diesen Schutzmechanismus nicht besitzen) – und nicht wie gewünscht in die Muskeln.

DEIN ÜBERLEBENSVORTEIL: BEWEGUNG!

Fassen wir am Ende dieses Kapitels also noch einmal zusammen: Mit den fünf Bewegungsarten Alltagsbewegung, Cardio Zone 2 und Cardio HITT, Krafttraining und Mobilität kannst du aktiv an deiner Gesundheit - und damit an deiner Longevity - arbeiten. Wir sind total gespannt, wann uns die ersten euphorischen Berichte über eure ersten Klimmzüge erreichen.

- **START-NOW-HACK**
  Fang jetzt an, dich mehr zu bewegen. Vereinbare mit dir selbst zehn Minuten pro Tag, jeden Tag.
- **START-SMALL-HACK**
  Fang klein an, wenn Sport für dich ganz neu ist, und dann durchhalten und ans große Ziel Longevity denken – so schaffst du es mit der täglichen Bewegung!
- **GET-UP-ONCE-PER-HOUR-HACK**
  Wenn du einmal in der Stunde aufstehst und dich kurz bewegst, machst du alles richtig.
- **WORK-AND-WALK-HACK**
  Arbeite und gehe, das klappt! Bewege dich regelmäßig während der Arbeit – es gibt viele Möglichkeiten dafür!
- **TAKE-THE-STAIRS-HACK**
  Nimm die Treppen, wann immer es möglich ist – und verstehe diesen Hack als Synonym für alle möglichen Bewegungen, die du im Alltag nebenbei machen kannst.
- **30-MIN-DAILY-WALK-HACK**
  Gehe eine halbe Stunde täglich spazieren.
- **HIGH-LOW-INTENSITY-HACK**
  Hohe und niedrige Intensität – dein Körper braucht beides: Zone 2 und HIIT!
- **4×4×1-HACK**
  Trainiere einmal die Woche so, dass du 4×4 Minuten in Zone 5 kommst.
- **NOSE-BREATHING-ZONE-2-HACK**
  Nasenatmung in Zone 2 – falls du keinen Pulsmesser hast, dann orientiere dich daran, ob du beim Training gerade eben noch durch die Nase atmen kannst.

■ **GO-FAR-180-HACK**

Trainiere 180 Minuten! Denn ganz streng genommen ist das Idealziel, drei Stunden pro Woche in Cardio Zone 2 zu trainieren.

■ **JUST-LIFT-WEIGHTS-HACK**

Hauptsache, du hebst Gewichte! Es spielt dabei keine Rolle, wo und mit welcher Ausrüstung du trainierst!

■ **STAY-AT-HOME-HACK**

Bleib zuhause. Krafttraining funktioniert dort auch gut, wenn du einen Plan hast – am besten gleich für die ganze Woche.

■ **SHORT-AND-SWEET-STRETCH-HACK**

Kurz und sanft dehnen – länger heißt hier nicht besser und intensiver!

■ **STRETCHING-SNACK-HACK**

Zwischendurch mal stretchen – baue einige wenige Bewegungen einfach in deinen Alltag ein, zum Beispiel in der Lunch-Pause, beim Filmschauen oder nach dem Aufstehen

■ **30-%-STRETCH-HACK**

Fokussiere dich auf etwa 30 Prozent Dehnung. Achte darauf, dass sich deine Übungen nur leicht unangenehm anfühlen, also etwa bei 30 Prozent bis zur Schmerzgrenze (100 Prozent) liegen.

BEISPIEL ZIEL-TRAININGSPLÄNE

Damit du dir eine Vorstellung davon machen kannst, wie wir unsere Bewegungswochen planen, zeigen wir dir hier als Beispiel unsere Wochenpläne zur Orientierung. Sie sind das Ergebnis jahrelangen Trainings und Optimierens. Bitte nimm sie zur Inspiration, aber übernimm unsere Zielwerte nicht 1:1 für dich. Sie bilden nämlich unseren Trainingsstand von heute ab - und nicht den von damals, als wir in Longevity gestartet sind.

KATI: BEISPIELWOCHE

Mo *Krafttraining Unterkörper (60 Minuten)*
Di *HIIT (30 Minuten)*
Mi *Krafttraining Oberkörper (60 Minuten)*
Do *Krafttraining Unterkörper (60 Minuten)*
Fr *Lauf in Zone 2 (45–75 Minuten)*
Sa *Krafttraining Oberkörper (60 Minuten)*
So *Erholungstag, leichtes Yoga oder Stretching (45–60 Minuten), evtl. Padel oder Pickleball in leichter Ausübung mit Freunden oder Familie*

Mein aktueller Trainingsplan legt den Schwerpunkt auf Krafttraining, da mein Fokus derzeit Muskelaufbau ist. Zudem habe ich einen sehr hohen Grad an Alltagsbewegung, weswegen eine längere Trainingseinheit in Zone 2 derzeit ausreichend ist.

KRISTINE: BEISPIELWOCHE

Mo *Lauf in Zone 2 (45–60 Minuten)*
Di *Krafttraining Ganzkörper (60 Minuten)*
Mi *HIIT mit Kickboxen (60 Minuten)*
Do *Krafttraining Ganzkörper (60 Minuten)*
Fr *Erholungstag oder Yoga*

Sa *Tennis in Zone 2 (60 Minuten)*
So *Krafttraining Ganzkörper (60 Minuten)*

In stressigen Lebensphasen habe ich gute Erfahrungen damit gemacht, einen zusätzlichen (zweiten) Erholungstag einzuführen. Hier verzichte ich auf einen Tag Krafttraining, da meine Muskelmasse schon sehr hoch ist.

MY BODY IS MY TEMPLE

ERHOLUNG UND RESILIENZ FÜR DEINEN KÖRPER

»Ich bin wach und schaue auf meine Uhr. Es ist mal wieder 4:00 Uhr morgens und ich bin schon wieder wach. Das passiert seit einigen Jahren fast jede Nacht und ich bin erschöpft.« So sah es bei Kati bis 2022 aus. Das hat sie dazu bewogen, das Jahr 2023 in das Zeichen des Schlafs zu stellen und ihre Reise als Sleepfluencerin auf Instagram zu teilen. Über Monate hinweg wurden Schlafbücher gelesen, Schlafprotokolle ausprobiert und der Fortschritt dokumentiert, bis sie feststellte, dass sie eigentlich nur an ein paar Stellschrauben drehen musste, um zum »Schlafprofi« zu werden. Heute schläft sie wie ein Murmeltier und kennt das Gefühl, tagsüber müde zu sein, nicht mehr. Wie das geht, zeigen wir dir in diesem Kapitel. Es geht auch um alles, was dein Körper braucht, um den Alltagsstress, Bewegung oder sonstige Aktivitäten zu bewältigen und verlorene Energie zurückzugewinnen. Denn nur, wenn du deinen Muskeln eine Pause gönnst, können sie nach dem Training wachsen. Und nur, wenn du schläfst, kann dein Gehirn sich reinigen. Ruhe ist ein essenzieller Teil von Wachstum! Die Königin ist hier der Schlaf, der daher auch den meisten Platz bekommt. Außerdem sprechen wir über Sauna und Eisbaden, was deinen Körper vor allem resilienter werden lässt, und über HRV – eine Kennzahl für den Grad deiner körperlichen Erholung

SCHLAF – EIN ERSTAUNLICHES PHÄNOMEN DER NATUR

Erholung ist ein Begriff, der rundum positiv besetzt ist. Die meisten Menschen verbinden damit zunächst einmal »Urlaub« oder »Freizeit« - also jene Zeit im Leben, wo sie machen können, was sie wollen und nicht durch Schule oder Arbeit fremdbestimmt agieren. Das Thema ist sogar unter Artikel 24 in den Menschenrechten verankert! »Jeder hat Anspruch auf Erholung und Freizeit«, heißt es dort.

Wenn wir im Zusammenhang mit einem Lifestyle of Longevity von Erholung sprechen, schließt es Urlaub und Freizeit natürlich mit ein. Rein medizinisch betrachtet steht Erholung aber für mehr als das, nämlich für das Bedürfnis deines Körpers, seine körperliche und geistige Leistungsfähigkeit wiederherzustellen - und das braucht er täglich. Erholung ist daher kein Luxus, sondern eine lebensnotwendige Fähigkeit.

Ist es nicht merkwürdig, dass Menschen und Tiere viele Stunden ihres Lebens ausgerechnet mit Schlaf verbringen? Die evolutionäre Entwicklung erstaunt doch umso mehr, weil wir im Schlaf besonders verletzlich sind und uns nicht schützen können. Dass sich der Schlaf dennoch durchgesetzt hat, zeigt uns, wie wichtig er für unsere Gesundheit - und damit für unseren Fortbestand - sein muss.

Und was passiert mit unserem Körper im Schlaf? Ganz schön viel! So werden vor allem in der ersten Nachthälfte Wachstumshormone freigesetzt, die für unser Muskelwachstum und die Regeneration von Knochen und Organen wichtig sind. Gleichzeitig arbeitet unser Stoffwechsel im Hintergrund auf Hochtouren – ebenso wie unsere körpereigene Zellreinigung im Gehirn, das glymphatische System. Auch das Lernen und Verarbeiten von Situationen findet im Schlaf statt – und unser Immunsystem braucht den Schlaf, um in aller Ruhe Abwehrzellen und Antikörper zu bilden. Deshalb ist ausreichend Schlaf bei Krankheiten so wichtig. Irgendwann in der zweiten Nachthälfte beginnt der Körper dann, sich auf das Aufwachen vorzubereiten. Dazu setzt er Cortisol frei – bis wir dann irgendwann (und hoffentlich erholt) aufwachen.

DEIN BIORHYTHMUS: LERCHE ODER EULE?

Jeder Mensch hat seinen eigenen Biorhythmus. Die Wissenschaft spricht hier von Chronotypen. Dieser Biorhythmus ist angeboren. Im allgemeinen Sprachgebrauch werden die Chronotypen am Ende der Skala um den »Normaltypus« herum bei uns als »Lerche« oder »Eule« bezeichnet.

Lerchen sind »frühe Vögel« und bezeichnen Menschen, die gerne und mühelos früh aufstehen. Sie sind nach dem Aufstehen sofort fit und leistungsbereit. Ihre produktivste Zeit sind meist der Morgen und der Vormittag, am frühen Nachmittag fällt die Leistungskurve deutlich ab. Lerchen gehen gerne früh schlafen – oft viel früher als andere.

Eulen sind Nachtvögel und stehen hier sinnbildlich für Menschen, die eher spät ins Bett gehen, dafür gerne lange schlafen und erst am Nachmittag bis in den späten Abend hinein so richtig auf Hochtouren laufen.

Kennst du deinen Biorhythmus? Das Leibniz-Institut für Arbeitsforschung an der TU Dortmund hat einen Selbsttest entwickelt, mit dem du deinen Chronotyp bestimmen kannst. ■

ALLE REDEN ÜBER SCHLAF

Weil Schlafen für unseren Körper überlebenswichtig ist, befassen sich auch überdurchschnittlich viele Untersuchungen zum Thema Erholung mit unserem Schlafverhalten. Die größte derzeit bekannte Studie zu Schlafgewohnheiten in Kontext mit der Lebenserwartung stammt von 2023: Das Forscherteam der Harvard Medical School in den USA kommt zu einem eindeutigen Ergebnis: Gute Schlafgewohnheiten erhöhen tatsächlich die Lebenserwartung. Die mehr als 70 000 teilnehmenden Frauen zwischen 40 und 65 Jahren wurden dabei über 16 Jahre lang begleitet und ihre Schlafgewohnheiten dokumentiert und ausgewertet. Menschen mit schlechten Schlafgewohnheiten oder Schlafstörungen litten nachweislich unter einem höheren Risiko, an Herz-Kreislauf-Erkrankungen, Schlaganfall oder Krebs zu sterben. »Insgesamt konnten rund 8 Prozent aller Todesfälle auf schlechte Schlafgewohnheiten zurückgeführt werden«, heißt es in der Studie.

Weitere Auswirkungen, die zu wenig Schlaf haben kann, sind zum Beispiel:

- schlechte Laune und Kopfschmerzen
- Depressionen
- Diabetes Typ 2
- Magen-Darm-Probleme
- ein schlechteres Immunsystem
- Konzentrationsstörungen und geringere Leistungsfähigkeit

Außerdem wirkt Schlafentzug nach einer Studie der Techniker Krankenkasse wie Alkohol: Demnach sind übermüdete Menschen am Steuer einer der größten Risikofaktoren für schwere Verkehrsunfälle. Laut ADAC ist die Verkehrstüchtigkeit nach 17 Stunden ohne Schlaf mit einem Blutalkoholwert von 0,5 Promille vergleichbar.

Diese schwerwiegenden Folgen von zu wenig Schlaf bestätigen auch zwei amerikanische Studien: So zeigt eine Studie der American Academy of Sleep Medicine und der Sleep Research Society aus dem Jahr 2015 zusätzlich, dass eine Schlafdauer von regelmäßig weniger als sieben Stunden pro Nacht negative Auswirkungen auf die Gesundheit hat. Wer zu wenig schläft, nimmt schneller zu und erkrankt deutlich häufiger als andere an Fettleibigkeit.

Besonders spannend ist in diesem Zusammenhang, dass eine Metastudie aus den USA einen direkten Zusammenhang zwischen Schlafmangel und einem höheren Sterberisiko aufzeigt. Dazu wurden neben den Daten zum Schlafverhalten auch Sterbeurkunden ausgewertet: Sowohl zu wenig Schlaf (also weniger als sieben Stunden pro Nacht) als auch zu viel Schlaf (mehr als neun Stunden pro Nacht) erhöhen das Sterberisiko insgesamt um 12 Prozent. Einmal mehr als neun Stunden schlafen ist natürlich kein Problem – nur dauerhaft könnte es zu einem werden.

Unser Körper braucht also regelmäßig ausreichend Schlaf, aber auch nicht zu viel! Über die »richtige« Länge von Schlaf bei Erwachsenen ist sich die Schlafforschung weltweit erstaunlich einig:

Der menschliche Körper benötigt 7 bis 9 Stunden Schlaf pro Nacht.

Eine Studie der Techniker Krankenkasse zeigt, dass das in Deutschland nicht der Standard ist: Jeder Zweite kommt auf höchstens sechs Stunden Schlaf. Daher ist es nicht verwunderlich, dass in Deutschland 40 Prozent der Erwachsenen in einer Umfrage des Meinungsforschungsinstitutes YouGov aus dem Jahr 2022 die Qualität ihres Schlafes als schlecht beschreiben!

WIE KLAPPT GUTER SCHLAF?

Eigentlich ist es verrückt: Obwohl wir wissen, dass zu wenig oder zu schlechter Schlaf krank macht und nachweislich einen negativen Einfluss auf unsere Longevity hat, beinhaltet zum Beispiel die medizinische Ausbildung nur wenig Zeit zu dem Thema. Deshalb haben wir dir hier noch ein paar Hacks und Gadgets zusammengestellt, die sich positiv auf deine Schlafqualität und deine Schlafdauer auswirken, indem sie dich optimal auf deinen Schlaf vorbereiten - und dabei helfen, dass er tief und fest ist.

Ein wichtiger Begriff in diesem Zusammenhang ist der »zirkadiane Rhythmus«: Er beschreibt die Fähigkeit unseres Körpers, alle wichtigen körperlichen Vorgänge innerhalb von etwa 24 Stunden zu synchronisieren. Unser wichtigster zirkadiane Rhythmus ist unser Schlaf-Wach-Rhythmus. Das wechselseitige Ausschütten und Unterdrücken der Hormone Melatonin (Schlafhormon) und Cortisol (Stresshormon) regelt unser Schlaf-Wach-Bedürfnis. Das Hormon Melatonin führt also dazu, dass wir einschlafen - und Cortisol bewirkt, dass wir wieder aufwachen.

Du kannst deinen Körper dabei unterstützen, diesen Rhythmus zu etablieren und beizubehalten. So wird dein Schlaf besser.

KATI *Wenn stressige Phasen anstehen, ist das Erste, was ich mache, meinen Schlaf zu priorisieren. Gerade wenn man gefühlt keine Zeit hat, muss man sich dafür Zeit nehmen, sonst macht der Körper irgendwann schlapp.*

SLEEP-7–9-HOURS-HACK

Schlafe 7 bis 9 Stunden in der Nacht. Dein Körper braucht das. Schaue dazu auf die Uhr oder nutze Gadgets wie Schlafmasken, Ohrstöpsel oder temperaturausgleichende Matratzen (mehr dazu später), um deinen Schlaf zu tracken, wenn du es ganz genau wissen willst.

- **110-%-BEDTIME-HACK**
  Plane 8 bis 10 Stunden Zeit in deinem Bett ein, dann schläfst du 7 bis 9 Stunden! Die meisten Menschen sind im Schnitt 10 Prozent der Zeit in der Nacht wach. Diese Wachzeiten merken wir häufig nicht, wir müssen sie aber von der wahrgenommenen Schlafzeit abziehen, wenn wir wissen wollen, wie viel wir tatsächlich geschlafen haben. Das können auch Gadgets übernehmen.

- **SAME-TIME-SLEEP-HACK**
  Halte dich wenn möglich immer an dieselben Schlafenszeiten, damit dein Körper sich an den Rhythmus gewöhnen kann. Versuche, auch wenn du später ins Bett gehst, zur gewohnten Zeit aufzustehen! Ja, wir meinen auch am Wochenende. Das programmiert deine innere Uhr und du brauchst irgendwann wirklich keinen Wecker mehr!

KATI *Für mich ist der Same-time-sleep-Hack der Nummer-1-Hack, um viel mehr Energie am Tag zu haben, indem ich meinen Körper in diesen Flow reinbringe. Natürlich schaffe ich das nicht an jedem Tag meines Lebens – zum Beispiel, wenn mal eine Party ist – aber ich mache mit mir selbst den Deal, dass ich das immer versuche zu schaffen, außer äußere Umstände machen das unmöglich.*

- **START-THE-DAY-WITH-LIGHT-HACK**
  Beginne deinen Tag mit Licht. Gehe ins Sonnenlicht im Garten oder auf dem Balkon oder nutze eine Tageslichtlampe mit 10 000 Lux, die du dir 10 Minuten dicht vors Gesicht hältst oder vor die du dich stellst.

Sonnenlicht aus der Steckdose – die Tageslichtlampe

Der bekannte Neurowissenschaftler Andrew Huberman von der Stanford University in den USA predigt es schon lange: Wir sollten in den ersten Stunden nach dem Aufstehen ins Sonnenlicht schauen, um unsere innere Uhr zu stellen. Das ist nicht nur wichtig für unsere morgendliche Hormonausschüttung, sondern stärkt auch Immunsystem und Stoffwechsel. Außerdem ist der Blick nach oben wichtig für guten Schlaf in der Nacht. Er empfiehlt direkt am Morgen an sonnigen Tagen 5 bis 10 Minuten an der frischen Luft, bei Wolken 15 bis 20 Minuten. Und wenn es – wie im Winter – noch gar nicht hell ist? Dafür gibt es Tageslichtlampen. Du kannst sie zum Beispiel im Bad beim Zähneputzen oder anderen Routinen einschalten – so wie es angeblich auch der bereits erwähnte Bryan Johnson täglich direkt nach dem Aufstehen macht. Unsere Tageslichtlampe kann die Intensität variieren. Sie ist mit etwa 65 Euro eher günstig; es gibt auch welche ab 35 Euro. Der Unterschied besteht in der Lichtstärke. Wir empfehlen dir eine mit mindestens 10 000 Lux und recht nahe davor jeweils 10 Minuten sitzen oder stehen zu bleiben.

ABENDROUTINEN – EIN SCHLÜSSEL FÜR GUTEN SCHLAF

Feste Abendroutinen mit Maßnahmen, die deinen Körper und Geist gezielt runterfahren, unterstützen den zirkadianen Rhythmus – und du schläfst besser. Unser nächster Hack für dich ist ein besonders wertvoller, weil er viele wichtige Komponenten von Abendroutinen auf einfache Art zusammenfasst.

■ 10-3-2-1-0-HACK

Nimm 10 Stunden, bevor du ins Bett steigst, kein Koffein mehr zu dir. Wenn du also um 22:00 Uhr schlafen gehst, solltest du nach 12 Uhr mittags keinen Kaffee mit Koffein mehr trinken – denn Koffein regt an, bleibt lange im Körper aktiv und behindert daher bei vielen Menschen den Einschlaf- und Durchschlafprozess.
3 Stunden vor dem Schlafengehen solltest du nichts mehr essen (damit der Stoffwechsel runterfährt, die Herzfrequenz sinkt und der Darm nicht so viel zu tun hat) und auf Alkohol verzichten. Er hilft dir zwar beim Einschlafen, verschlechtert aber deine Schlafqualität.
2 Stunden, bevor du ins Bett gehst, höre auf zu arbeiten, damit auch dein Gehirn zur Ruhe kommt.
1 Stunde davor solltest du deinen Bildschirmkonsum beenden, also Handy oder Bildschirme aus! Das hilft dabei, Körper und Geist zu entspannen. Kurz: Es geht buchstäblich ums Abschalten! Unterstützen kannst du diesen Prozess gut durch Stretching, Meditation oder Journaling.
Die 0 steht für die Anzahl, wie oft du morgens auf den »Schlummern«-Knopf deines Weckers drückst – nämlich gar nicht! In den kurzen Schlafphasen danach findet nämlich keine wirkliche Erholung mehr statt.

Unsere Abendroutinen

Wie bei der Morgenroutine wollen wir dir unsere Abendroutinen zeigen: als ehrlichen Einblick in unser Leben und mögliche Anregung. Das heißt nicht, dass das für alle so ideal oder umsetzbar sein muss.

KATI *Um 19:00 Uhr beende ich mein Abendessen und snacke danach auch nichts mehr. Ich dimme alle Lichter im Haus beziehungsweise nutze nur noch indirektes Licht. Wen ich noch arbeiten muss, tue ich das auch bei ganz weichem Licht. (Nach 21:00 Uhr*

arbeite ich gar nicht mehr.) Ich mache immer einen Abendspaziergang und nehme dann meine abendlichen NEMs. Um 21:45 Uhr gehe ich hoch ins Bad und putze Zähne und Zunge, benutze Zahnseide, reinige und pflege mein Gesicht. Dann ziehe ich mich um, häufig lese ich auch noch ein wenig. Um 22:30 Uhr gehe ich ins dunkle Schlafzimmer, mache das Fenster auf – Augenmaske auf, Ohrenstöpsel rein –, dann gehe ich zu Bett. Dort lasse ich im Kopf den Tag noch einmal an mir vorbeiziehen und denke an Sachen, die ich schön fand. Das ist meine Art von innerem Journaling.
Ich habe mich 2023 absolut auf das Thema Schlaf konzentriert und sehr viel ausprobiert und optimiert. Nun habe ich zwei Schlafprotokolle: zuhause ein Schlafzimmer, das nach meinen Bedürfnissen ausgestattet ist, aber auch ein Reise-Set für unterwegs, sodass ich auch in fremden Betten so viel Erholung bekomme wie möglich.

KRISTINE *Meine Abendroutine beginnt nach dem Abendessen, das zwei bis drei Stunden vor dem Schlafengehen beendet ist. Nach dem Essen mache ich einen Spaziergang mit meinem Mann, was der Verdauung hilft und gleichzeitig Quality Time mit meinem Mann ist. Anschließend wird die Küche aufgeräumt und ich mache meine abendliche Zahnpflegeroutine (Zahnseide, Zähne putzen, Zunge reinigen) – das hilft mir, danach nichts mehr zu snacken. Danach verbringe ich Zeit mit meiner Familie und bringe meine Kinder jeden zweiten Abend abwechselnd mit meinem Mann ins Bett und arbeite ab diesem Zeitpunkt für gewöhnlich auch nicht mehr. Vor dem Einschlafen nutze ich meist keine Screens mehr, also schaue auch keine Serie/keinen Film (außer es läuft grade ein Tennis-Grand-Slam :-)). Ich mache mich im Bad fertig und lese dann noch ein Buch. Wenn ich müde werde, lege ich es weg (meistens lese ich im Bett, obwohl das nicht 100 Prozent ideal ist – eigentlich sollte man im Bett nur schlafen). Dann nehme ich meine Ohropax und setze meine Schlafmaske auf. Das Fenster habe ich das ganze Jahr beim Schlafen offen. Ich schlafe meist gegen 21:30/22:00 Uhr* *ein. Ich stelle mir keinen Wecker, da mein Körper genug Zeit hat auszuschlafen.*

Für mich waren meine Ohropax der absolute Schlaf-Game-Changer. Ich hatte am Anfang erst Angst, dass ich meine Kinder nicht mehr höre, falls sie mich brauchen, aber das ist unbegründet. Laute Geräusche hört man trotzdem. Aber man wacht einfach viel seltener auf, weil man zum Beispiel das Auto auf der Straße oder das Schnarchen des Partners oder der Partnerin nicht hört.

COOL-DARK-AND-QUIET-HACK

Schlafe idealerweise in einem kühlen, ruhigen und dunklen Raum. So kann dein Körper runterkommen. Die Temperatur in deinem Schlafzimmer sollte idealerweise zwischen 16 und 18 °C liegen. Nutze gegebenenfalls Ohropax für mehr Ruhe und eine Schlafmaske für die Dunkelheit.

Der Klassiker: Ohrstöpsel

Nichts hat unseren Schlaf so verbessert, wie zwei Dinge: früher ins Bett gehen – und Ohropax! Mit den Stöpseln im Ohr wachst du nachts einfach nicht so oft auf, hörst aber trotzdem sehr laute Geräusche wie Kinderrufen oder den Wecker. Sie sind einfach anzuwenden und halten super im Ohr. Am Anfang ist es etwas gewöhnungsbedürftig, da manchmal im Ohr das Gefühl eines leichten Unterdrucks entsteht und man sein eigenes Blutrauschen oder Atmen lauter wahrnimmt. Aber das gibt sich nach einiger Zeit. Am besten finden wir hier tatsächlich den Klassiker Ohropax »Good Night – Ohrstöpsel aus weichem Silikon« mit acht Stück pro Packung für knapp sechs Euro. Und weil sie so klein und praktisch sind, haben wir sie tatsächlich immer und überall dabei – man kann ja nie wissen. Du kannst die Stöpsel etwa zwei Wochen verwenden, dann brauchst du neue.

Sleeping Mask – unkompliziert und überall dabei

Schlafmasken verhindern Lichtirritationen von außen, verbessern dadurch deinen Schlaf. So bist du am folgenden Tag fitter und erholter.

Welche Art Maske zu dir passt, probierst du am besten selbst aus. Schlafmasken gibt es in allen Preiskategorien und sie sind eine vergleichsweise günstige Investition in deine Erholung – und wie gesagt: Es gibt zig Alternativen, aus denen du deine Lieblingsvariante auswählen kannst. Wir lieben unsere Seidenmasken, die sich der Kopfform perfekt anpassen. Sie sind leicht und du spürst sie kaum.

Temperaturausgleichende Matratze für bessere Schlafqualität

Eine optimale Schlaftemperatur zu gewährleisten, kann herausfordernd sein, vor allem im Sommer, wenn man wie die meisten Menschen keine Klimaanlage hat. Gerade wenn Hitze in der Nacht für dich ein Thema ist, zum Beispiel wenn du dich gerade in den Wechseljahren befindest, lohnt es sich, hier genauer hinzuschauen.

»Eight Sleep« ist eine amerikanische Matratzenauflage, die über ein Doppelbett gelegt werden kann. Eight Sleep kühlt oder wärmt, sodass immer die optimale Schlaftemperatur gegeben ist. Es misst zudem deinen Schlaf, deine Herzfrequenz im Ruhezustand – und passt sich deinen Schlafphasen an. Für Kati ist das Produkt ein Game Changer gewesen, da es ihre Schlafqualität nachgewiesenermaßen krass verbessert hat!

Allerdings brummt sie etwas und strahlt blaues oder rotes Licht ab, das sind kleine Nachteile. Leider ist Eight Sleep auch sehr teuer: Du musst knapp 3000 Euro dafür in die Hand nehmen. Wir hoffen natürlich, dass hier bald Wettbewerber mit günstigeren Preisen auf den Markt kommen.

BED-IS-(ALMOST)-ONLY-FOR-SLEEPING-HACK

Dein Bett ist (fast) nur zum Schlafen da! Und es sollte im Dunklen stehen – am besten in einem Zimmer, das du sonst nicht nutzt. Klar können und sollen hier auch Sex und Co. stattfinden ;-) – aber mehr nicht.

Interessanterweise gibt es auch zur Sexualität und Longevity bereits erste Untersuchungen, wie zum Beispiel eine Studie des *German Ageing Survey*, die zeigt, dass es einen Zusammenhang zwischen sexueller Zufriedenheit und einer höheren Lebenserwartung gibt, insbesondere bei Frauen.

Obwohl das Lesen im Bett sehr beliebt ist, lies am besten nicht im Bett, damit dein Körper merkt, dass das Bett zum Schlafen da ist. Lesen funktioniert ganz wunderbar und gemütlich auf einem Sessel neben dem Bett oder auf dem Sofa – von dem du dich dann erhebst und (ohne Buch!) ins Bett gehst, wenn du müde wirst.

Oura – der Ring, der deinen Schlaf misst

Den Oura-Ring trägst du am besten am Zeigefinger, er misst über einen Sensor Daten. Die Daten werden dann auf deinem Smartphone ausgewertet.

Uns gefällt vor allem die vielfältige Datenerfassung, die unter anderem aussagt, wie viel du dir an diesem Tag zumuten kannst. So erfährst du unter anderem, ob du nach einer Erkrankung wirklich wieder fit bist. Die Angaben unterstützen nicht nur dabei, dich ausreichend zu bewegen, sondern »schimpfen« auch mit dir, wenn du dich nicht gut erholst. Außerdem schlägt der Ring dir die ideale Schlafenszeit vor und liefert Zyklus-Insights auf Basis deiner Körpertemperatur. Ein Nachteil ist allerdings der Preis: Mit Minimum 300–400 Euro musst du leider rechnen – und das Ganze ist ein Abo.

Kati nutzt ihren Oura-Ring übrigens seit zwei Jahren – zunächst, um ihren Schlaf zu tracken. Inzwischen ist Oura ist für sie nicht mehr wegzudenken, zumal man ihn immer tragen kann, auch beim Schwimmen oder in der Sauna.

Hinweis: Auch die Apple Watch und andere Geräte können deinen Schlaf tracken. Allerdings sind sie nicht so genau wie der Oura-Ring, da dieser extra dafür konzipiert wurde.

MANCHE MÖGEN'S HEISS – SAUNA UND LONGEVITY

Sauna ist gesund, das haben die meisten Menschen schon einmal gehört. Außerdem ist Sauna nicht gleich Sauna, denn es gibt unterschiedliche Arten: von der klassischen finnischen Sauna (sehr heiß) über Biosaunen (moderat heiß) und Infrarot-Kabinen (angenehm warm) bis hin zum Dampfbad (feucht warm) – mit diversen Unterkategorien. Die Zahl der Saunafans in Deutschland ist in den letzten Jahren gestiegen: Laut einer Erhebung vom Umfrageinstitut Statista gehen etwa 26 Millionen Deutsche, also rund 30 Prozent der Bevölkerung, »häufig oder ab und zu« in die Sauna oder ins Dampfbad. Damit liegen wir im europäischen Vergleich auf Rang vier, hinter Finnland (einsamer Spitzenreiter!), den Niederlanden und Schweden. In Finnland gehen etwa 90 Prozent der Bevölkerung einmal pro Woche saunieren, in Deutschland liegt der Vergleichswert bei nur etwa 7 Prozent.

Doch warum schwören so viele Menschen im Norden Europas auf das Prinzip Sauna? Sieht man einmal davon ab, dass es in Skandinavien sehr viele sehr kalte Monate gibt und das Saunieren sicherlich auch damit zu tun hat, sind es auch die positiven physischen Gesundheitsaspekte, die hier miteinfließen:

- ein stabileres Herz-Kreislauf-System, weil die hohen Temperaturen das Herz etwa die dreifache Menge Blut durch die Gefäße pumpen lassen als normal. Das stärkt die Herzmuskulatur und senkt das Risiko für kardiovaskuläre Erkrankungen.

- ein unterstütztes Immunsystem, das sich zum Beispiel durch weniger Lungenentzündungen bemerkbar macht.
- Muskelwachstum direkt nach dem Training und Linderung von Beschwerden von Muskeln und Knochen
- eine teilweise Befreiung von Giftstoffen über die Haut, aber vor allem auch durch die erweiterten Blutgefäße, die schädliche Substanzen, die sich im Gewebe angesammelt haben, jetzt besser ausschwemmen können. Der Großteil der Stoffwechselabfallprodukte oder andere schädliche Stoffe im Körper werden aber von Nieren und Leber verwertet.
- eine widerstandsfähigere Haut, die durch die Hitze natürlich gereinigt und deren Elastizität durch die anschließende Kälte trainiert wird.
- ein besserer Schlaf, der ja – wie wir gelernt haben – das A und O für unsere körperliche und mentale Gesundheit und damit auch für unsere Resilienz ist.

IN DER SAUNA GEGEN DEMENZ UND ALZHEIMER

Eine finnische Studie aus dem Januar 2024 kommt zu einer ziemlich krassen Erkenntnis: Denn sie zeigt, dass 4 bis 7 Saunabesuche (finnische Sauna) pro Woche offenbar das Risiko für Alzheimer/Demenz reduzieren – und zwar um 65 Prozent im Vergleich zu jenen, die nur einmal pro Woche saunieren. Schon 9 bis 12 Saunagänge pro Monat senken das Risiko immer noch um immerhin 53 Prozent. Uns sind keine anderen Interventionen bekannt, die zu solchen Ergebnissen bei kognitiven Erkrankungen kommen! ■

WARUM SAUNA AUCH DER PSYCHE GUTTUT

Keine Frage, große Hitze stresst den menschlichen Körper. Warum solltest du dich also freiwillig diesem Stress aussetzen? Weil du damit dauerhaft auch etwas für deine emotionale Gesundheit und dein Wohlbefinden tun kannst. Denn indem man den Körper gezielt und dosiert Stress aussetzt, lernt er, besser mit Stress umzugehen. Für Longevity ist der dahinter vermutete Mechanismus mit entscheidend: Hormesis, was aus dem Griechischen kommt und Anregung oder Anstoß bedeutet. Gemeint ist damit, dass geringe Dosen von schädlichen oder in diesem Fall stressauslösenden Umweltfaktoren eine positive Wirkung auf den Organismus haben können, weil er trainiert wird.

Zahlreiche Studien liefern zudem Hinweise dafür, dass Saunieren unseren Körper dazu anregt, die Glückshormone auszuschütten. Es liegt auf der Hand, dass regelmäßiges Saunieren dadurch die generelle Stimmung hebt und möglicherweise sogar ein interessanter Faktor sein kann, um Depressionen zu behandeln.

Wichtiger Hinweis: Wer gerade allerdings richtig im Stress ist, sollte sich das Saunieren möglicherweise noch einmal überlegen. Denn es bedeutet definitiv zusätzlichen Stress für den Körper! Manchmal sind dann einfach Ruhe oder Schlaf wichtiger, als noch einen Saunabesuch in einen ohnehin schon viel zu vollen Kalender reinzuquetschen.

■ 5-80-20-HACK

Gehe 5-mal pro Woche für 20 Minuten bei 80 °C in die Sauna, wenn du die Möglichkeit hast (das ist das Protokoll, das in der oben genannten finnischen Studie als optimal anerkannt wurde)! Zugegeben, das ist der Goldstandard, den kaum jemand schafft. Wie du die 100 Minuten Sauna auf die Woche verteilst, bleibt dir überlassen. Es müssen nicht mehrere Saunagänge pro Saunabesuch sein, um eine Wirkung zu erzielen.

- **BUILD-YOUR-OWN-SAUNA-PROTOCOL-HACK**
  Es gibt keine Regeln, dass man Sauna »so oder so macht«, sondern jede Person kann und sollte ihr eigenes Saunaprotokoll so bauen, wie es für sie passt: morgens, abends, in kompletter Stille, in Unterhaltung, auch im Hochsommer, wie auch immer. Und wer zuhause keine Sauna einbauen kann oder möchte, könnte sich zum Beispiel ein Fitnessstudio mit Sauna suchen.

KATI *Als ich mit meiner Familie auf Bali lebte, habe ich damit angefangen, täglich nach dem Sport in die Sauna zu gehen – also morgens und mit einem kalten Getränk. Mittlerweile haben wir für wenig Geld zuhause eine kleine 1–2-Personen-Sauna eingebaut und gehen morgens nach dem Training rein – gerne auch mit einem Kaffee, einem Podcast oder der Lieblingsserie auf dem TV.*

GIBT ES NO-GOS?

Es gibt beim Saunieren auch Risiken, die du kennen solltest: So hat jeder Mensch eine andere Hitzetoleranz. Zu viel Hitze kann zu Dehydrierung, Schwindel und Ohnmacht führen. In Kombination mit Alkohol kommt es in Saunen immer wieder zu Verbrennungen und der Blutdruck kann gefährlich abfallen. Außerdem kann die Hitze bei Menschen mit bestehenden Herz-Kreislauf-Problemen Arrhythmien und Durchblutungsstörungen des Herzens auslösen und ist daher nicht zu empfehlen. Auch bei Hautverletzungen, hohem Fieber und anderen schweren Infektionen ist Sauna für dich tabu.

ICE, ICE, BABY – EISBADEN

Eisbaden, im Ernst? Ja! Es geht hier nämlich um einen Präventionsansatz, der inzwischen Eingang in die Longevity-Forschung gefunden hat. Es gibt dazu erste spannende Ergebnisse, die nun natürlich mit weiteren Studien untermauert werden müssen. Gerade das Thema Kältekammer ist noch sehr neu und kaum erforscht; die meisten Studienergebnisse kommen aus dem Umfeld des klassischen Eisbadens. Doch das, was aktuell zu Longevity und Eiseskälte geforscht wird, lässt Aufregendes hoffen.

WAS IST DAS EIGENTLICH GENAU?

Eisbaden ist eine gezielte Kälteexposition, also das bewusste Aussetzen des Körpers in sehr niedrige Temperaturen, auch Kryotherapie genannt.

Es gibt verschiedene Arten von Kälteexpositionen:

- **Eisbaden:** Aufhalten in 3 bis 15 °C kaltem Wasser
- **Kryokammer:** besonders schonende Ganzkörper-Kälte-Therapie in einer speziellen Kammer bei -130 °C. (Ja, da waren wir in unserer Einleitungsgeschichte.)
- **Kalte Dusche:** Geht natürlich auch, ist aber nie so kalt wie die anderen Optionen. Man kann hier nicht genau messen, wie der Körper herunterkühlt, da das Wasser spritzt und man sich unter der Dusche auch bewegt. Der Prozess des Abkühlens des Körpers ist hier also wesentlich weniger kontrollierbar.

Und wo kann man Kälteexposition machen? Im Winter am besten in einem kalten See! Wer da nicht so drauf steht, kann ins Fitnessstudio oder die örtliche Sauna gehen, wo es häufig angeboten wird. Es klappt übrigens auch in der Badewanne mit Wasser und Eiswürfeln. Der Besuch einer Kryokammer kostet zwischen 20 und 25 Euro. ■

Besonders bekannt scheint die eiskalte Therapie in Deutschland nicht zu sein: Nach Statista-Daten aus dem März 2024 waren erst 8 Prozent der Bevölkerung schon einmal Eisbaden, immerhin 17 Prozent können es sich zumindest irgendwann einmal vorstellen - doch die meisten (71 Prozent) haben es noch nie ausprobiert und wollen es auch nicht.

EISBADEN – TUT DAS WIRKLICH GUT?

Es scheint so, die Forschung ist aber noch ganz am Anfang. Was sich im ersten Moment wie das klare Gegenteil von Saunieren anhört, ist in Wirklichkeit gar nicht so weit davon entfernt! Denn auch hier greift der Hormesis-Faktor, der wie beim Saunagang den Körper kurz stresst, um langfristig die positive Wirkung der Stressresilienz zu erreichen. Weitere körperliche und psychische Vorteile des Eisbadens können zum Beispiel sein:

- Eine neue Wahrnehmung des eigenen Köpers: Abhärtung, den inneren Schweinehund überwinden und das daraus resultierende Selbstwertgefühl.
- Herz-Kreislauf-System: weniger Hautdurchblutung zur Erhaltung der Körperkerntemperatur, vorübergehender Blutdruckanstieg und höhere Herzfrequenz (durch initialen Kälteschock), dadurch Stärkung des Herz-Kreislauf-Systems.
- Atemwegssystem: erhöhte Atemfrequenz, um Sauerstoffbe-

darf zu decken – und kurzfristige hohe Sauerstoffversorgung, reinigt das Blut.

- Nervensystem: kurzfristig steigendes Schmerz- und Kälteempfinden, langfristig erhöhte Kältetoleranz und verminderte Schmerzempfindlichkeit.
- Stoffwechselsystem: läuft auf Hochtouren und aktiviert vor allem das schützende Fettgewebe.
- Muskuläres System: starke Wärmeproduktion, was man am Zittern erkennt. Hemmt Muskelwachstum (daher nicht ideal nach dem Sport), aber gut für Muskelerholung.
- Fettgewebe: fördert den Aufbau von braunem Fettgewebe, das besser als weißes Fettgewebe ist und Hormone aktiviert, denen Longevity-förderliche Eigenschaften nachgesagt werden.

Fakt ist: Was Eisbaden einzelnen Personen bringt, ist unterschiedlich. Generell geht es hier wie beim Saunieren um die Resilienz.

GIBT ES NO-GOS?

Ja, die gibt es natürlich auch. Eisbaden bedeutet Stress für das Herz-Kreislauf-System und sollte daher immer in Begleitung (nie alleine) stattfinden! Für Menschen mit gesundheitlichen Vorerkrankungen, insbesondere HKS-Schwächen, ist Eisbaden definitiv nichts, weil es zu einem Schock oder zum Herzstillstand führen kann.

Durch die erhöhte Ausschüttung des Stresshormons Cortisol kann Eisbaden Panikattacken befördern oder auslösen. Und wer seinen Körper unkontrolliert unterkühlt, kann eine Hypothermie auslösen, die von Zittern und Lethargie über Konfusion und Koma im schlimmsten Fall zum Tod führt.

Grundsätzlich gilt das allerdings vor allem für vorerkrankte oder besonders anfällige Personen, die auch in der Sauna vorsichtig sein müssen. Ansonsten empfehlen wir: einfach einmal unter guter Anleitung und Beaufsichtigung ausprobieren!

KATI *Ich bin ein großer Fan von Eisbaden und habe mir nun sogar ein Eisbad für zuhause zugelegt, eine Art transportable, aufblasbare Eistonne mit Deckel, die ich nutze, sobald es draußen kalt ist.*

KRISTINE *Ich habe Eisbaden mehrfach probiert und muss sagen: Für mich funktioniert das nicht. Ich verstehe, dass es ganz tolle Vorteile haben kann, aber man muss dann auch so ehrlich zu sich selbst sein und sagen: Ich kann nicht alles machen – und das hat einfach keinen Platz in meinem Leben.*

Falls du das Eisbaden ausprobieren möchtest, haben wir ein paar Hacks für dich, die dir den Einstieg und das Aushalten erleichtern können.

- **1-MINUTE-PER-DEGREE-HACK**
  Eine Minute pro Grad – nutze dazu die einfache Faustregel: Wassertemperatur in Grad Celsius (°C) entspricht der Zeit in Minuten. Also bei einer Wassertemperatur von 3 °C solltest du drei Minuten aushalten, bei 10 °C sind es zehn Minuten. Am Anfang kann das noch schwer sein. Steigere dich langsam.

- **BREATHE-THROUGH-THE-COLD-HACK**
  Atme durch die Kälte hindurch. Fokussiere dich auf deinen Atem, wie er sich verlangsamt, du immer ruhiger und entspannter wirst.

ROTLICHT – MIT WELLEN ZU RECOVERY

Rotlicht? Ist das nicht etwas altmodisch und von der Rotlichtlampe unserer Großeltern abgeschaut? Nein, das hat damit nichts zu tun. Die Leuchten moderner Rotlichtlampen strahlen Rotlicht und Nah-Infrarotlicht in verschiedenen Wellenlängen ab und kommen so unterschiedlich tief durch deine Haut bis in deine Muskeln und Gelenke. Rotlicht kann heilen, die Zellen mit neuer Energie versorgen, sie bei der Reinigung und Reparatur unterstützen – und deinen Schlaf verbessern. Es kann bei Depressionen helfen, wirkt gegen Entzündungen und Infekten im Körper und kurbelt das Haarwachstum und die Kollagenbildung an.

Wir sind von Rotlicht überzeugt und stellen dir deshalb hier unsere beiden Lieblings-Gadgets vor: das Rotlichtpanel und die Rotlichtmaske.

Rotlichtpanel

Kati verwendet ein Rotlichtpanel. Zunächst einmal ist es ein Panel mit Rotlichtleuchten, vor welchen du mit nackter Haut sitzt oder stehst. Leider ist das Ganze nicht gerade billig (um die 1000 Euro pro Panel). Nicht ganz einfach ist auch deine ideale Position davor, weil du relativ nah heranmusst (unter 15 cm). Außerdem kostet die Behandlung Zeit – Kati stellt sich gerne 10 bis 20 Minuten nach der Sauna davor.

Rotlichtmaske

Wir nutzen eine Rotlichtmaske mit zwei unterschiedlichen Wellenlängen. Sie liegt direkt auf dem Gesicht, das vollständig sauber sein muss und nicht eingecremt sein darf. Die Maske ist kabellos, biegsam und kann daher auch auf anderen Körperregionen angewandt werden, wie zum Beispiel im Dekolleté. Allerdings brauchst du etwas Durchhaltevermögen, ehe du erste Erfolge siehst (einige Monate). Teuer ist die Maske leider auch: Mit 400–500 Euro gehört sie definitiv zu den größeren Anschaffungen.

Biomarker körperliche Erholung: Heart Rate Variability

Kennst du deine Herzfrequenzvariabilität, auch HRV abgekürzt? Und weißt du, wofür dieser Wert gut ist? Die HRV ist eine Kennzahl, um deine Erholung zu messen. Hier eine kurze Definition: Unser Herz ändert seinen Rhythmus mit jedem Herzschlag, das ist normal und wir merken es nicht, da sich die Variation im Minimalbereich bewegt. Aber diese Zeitintervalle zwischen den Schlägen sind in ihrer Unterschiedlichkeit gut messbar und werden als HRV bezeichnet.

Eine hohe HRV weist vereinfacht gesagt auf allgemeine Fitness und eine gute Fähigkeit zu Erholung hin, während eine niedrige HRV eher auf Stress, Krankheit oder zu viel Training deutet. Generell ist eine hohe HRV besser als eine niedrige. Ganz so einfach schwarz-weiß ist es nicht. Denn welcher Wert genau für einen Menschen hoch oder niedrig sein kann, ist sehr individuell, ähnlich dem persönlichen Fingerabdruck. Es ist eine Art Baseline, die bei jedem Menschen unterschiedlich ist. Von daher gibt es keine Vergleichswerte für eine »gute« HRV, sondern es kommt auf die eigenen Durchschnittswerte an. Es geht um Trends, nicht um absolute Werte, denn tägliche oder saisonale Schwankungen sind völlig normal.

Eine Studie der amerikanischen Johns Hopkins University hat sich die HRV im Zusammenhang mit Longevity genauer angeschaut und entdeckt, dass eine niedrige HRV mit einem um 32 bis 45 Prozent höheren Herzinfarkt- oder Schlaganfallrisiko einhergeht. Die höhere HRV ist also tatsächlich mit einer längeren Lebensdauer verbunden und HRV daher ein wichtiger Biomarker für Longevity! Der Proband, der die höchste HRV (110 Millisekunden/ms) aufwies, lebte am längsten. Und schon eine Zunahme von 10 ms der HRV war mit einer 20-prozentigen Verringerung der Sterblichkeitsrate verbunden.

Vieles können wir gar nicht beeinflussen an unserer HRV, da Genetik, Alter, hormonelle Schwankungen, Krankheiten oder Emotionen darauf einwirken. Allerdings gibt es auch Parameter, die wir beeinflussen können – alle Punkte, die du in diesem Kapitel kennengelernt hast, zahlen darauf ein!

So kannst du deine HRV bestimmen:
Wir nutzen als HRV-Tracker den Oura-Ring (Kati) und die Apple Watch (Kristine). Alternativen sind bestimmte Sport-Watches oder ein spezieller Brustgurt. Wer seine HRV gerne medizinisch checken lassen möchte, kann das im Rahmen eines Kurz- oder Langzeit-EKGs in einer ärztlichen Praxis tun.

Um mit den Daten zu arbeiten, verfolge, wie sich deine HRV bei dir verändert – und mache dann mehr von dem, was deine HRV steigen lässt, und weniger davon, was sie sinken lässt. Wichtig: Nicht stundenweise, sondern eher tageweise messen und Trends beobachten!

YOUR BODY IS YOUR TEMPLE!

In diesem Kapitel haben wir darüber gesprochen, wie du deinem Körper und deinem Geist als Teil deines Lifestyle of Longevity Erholung und Regeneration bieten kannst. Schlaf ist hier das wichtigste Thema, weswegen wir uns darauf fokussiert haben. Inwieweit Sauna oder Eisbaden für dich infrage kommen, kannst du selbst entscheiden. Deine HRV als Biomarker möchten wir dir aber ans Herz legen, damit du immer erkennst, ob du deinem Körper wirklich Gutes tust und ihm genügend Raum und Zeit für Recovery lässt.

- **SLEEP-7–9-HOURS-HACK**
  Schlafe 7 bis 9 Stunden in der Nacht. Dein Körper braucht das.
- **110-%-BEDTIME-HACK**
  Plane 8 bis 10 Stunden Zeit in deinem Bett ein, dann schläfst du 7 bis 9 Stunden!
- **SAME-TIME-SLEEP-HACK**
  Schlafe wenn möglich immer zur gleichen Zeit, damit dein Körper sich an den Rhythmus gewöhnen kann.
- **START-THE-DAY-WITH-LIGHT-HACK**
  Beginne deinen Tag mit Licht, idealerweise ohne Wecker, weil du ausgeschlafen bist und von selbst aufwachst.
- **10-3-2-1-0-HACK**
  10 Stunden, bevor du ins Bett gehst, kein Koffein mehr, 3 Stunden kein Essen, 2 Stunden keine Arbeit, 1 Stunde kein Bildschirm – und drücke 0-mal den Snooze-Knopf am Morgen!
- **COOL-DARK-AND-QUIET-HACK**
  Schlafe idealerweise in einem kühlen, ruhigen und dunklen Raum. So kann dein Körper runterkommen.
- **BED-IS-(ALMOST)-ONLY-FOR-SLEEPING-HACK**
  Dein Bett ist (fast) nur zum Schlafen da!
- **5-80-20-HACK**
  Gehe 5-mal pro Woche für 20 Minuten bei 80 °C in die Sauna, wenn du die Möglichkeit hast!

- **BUILD-YOUR-OWN-SAUNA-PROTOCOL-HACK**
  Jede Person kann und sollte ihr eigenes Saunaprotokoll so bauen, wie es für sie passt.

- **1-MINUTE-PER-DEGREE-HACK**
  Eine Minute pro Grad Celsius – nutze fürs Eisbaden diese einfache Faustregel: Wassertemperatur in Grad Celsius entspricht der Aufenthaltszeit in Minuten.

- **BREATHE-THROUGH-THE-COLD-HACK**
  Atme durch die Kälte hindurch. Fokussiere dich auf deinen Atem, wie er sich verlangsamt, du immer ruhiger und entspannter wirst.

MENTAL HEALTH MATTERS

EMOTIONALE GESUNDHEIT IN EINER SCHNELLLEBIGEN WELT

»Ich habe immer gedacht, ich bin die Starke, die nichts umhaut. Auch weil ich körperlich immer gesund war. Bis ich dann bei meinem Burnout gemerkt habe, welche Wucht eine Psyche auslösen kann, um die man sich nicht kümmert.« Kristine hat am eigenen Leib erfahren, wie es ist, wenn keine Resilienz mehr übrig ist.

Ohne mentale Gesundheit ist alles nichts. Im Kontext von Longevity wird sehr häufig über den Körper gesprochen – und zwar nur über den physischen Körper. Dabei wird man eher nicht 100 oder 120 Jahre alt, wenn man nicht glücklich ist. Daher geht es nun um das, was du tun kannst, um dich mental gut aufzustellen – und warum das für Longevity so wichtig ist. Wir sprechen über die drei Eckpfeiler, die du für emotionale Gesundheit brauchst: Resilienz, Beziehungen und Purpose. Auf sie zahlen unterschiedliche Achtsamkeitstechniken wie Meditation, Breathwork (Atemtechniken) oder Journaling ein, weswegen sie im Folgenden auch eigene Kapitel erhalten.

Emotionale Gesundheit ist der vierte Bereich, der für unser Konzept des Lifestyle of Longevity wichtig ist. Er vervollständigt unser Gesamtbild.

Was ist emotionale Gesundheit eigentlich? Vereinfacht gesagt sind emotional gesunde Menschen in der Lage, ihre Emotionen zu erkennen, sie zu verstehen, sie auszudrücken und sie auch zu beeinflussen.

- Sie können Glück wahrnehmen und genießen.
- Sie empfinden Dankbarkeit für ihr Leben.
- Sie haben gute Beziehungen, wie zum Beispiel Freundschaften, Partnerschaften, Familie.
- Sie nehmen neben ihren eigenen Emotionen auch die Emotionen anderer wahr – und können adäquat darauf reagieren.
- Sie können besser mit Belastungen, Stress oder schwierigen Phasen umgehen. Denn sie sind in der Lage, sich nach solchen Phasen zu erholen. Diese Belastbarkeit wird auch Resilienz genannt.

Dass auf der anderen Seite psychische Erkrankungen oder schwerwiegende emotionale Instabilitäten negativen Einfluss auf unsere Longevity haben und sogar zu körperlichen Symptomen und Krankheiten führen können, zeigen zahlreiche Studien. Und sie belegen auch, dass im Umkehrschluss emotionale Gesundheit tatsächlich mit einer längeren Lebenserwartung korreliert.

GRÖSSERES STERBERISIKO ALS RAUCHEN

Eine britische Metastudie aus dem Jahr 2014 bestätigt, dass mentale und psychische Belastungen das Sterberisiko erhöhen, und zitiert dazu zahlreiche Forschungsergebnisse: Demnach ist der Einfluss psychischer Erkrankungen auf das Sterblichkeitsrisiko sogar höher als durch Tabakkonsum!

Emotionale Gesundheit ist also extrem wichtig, um gut durchs Leben zu kommen – ganz gleich, ob im Privaten oder im Berufsalltag. Tatsächlich führen gerade psychische Erkrankungen immer häufiger zu Fehltagen im Job, wobei Depressionen und Burnout hier ganz vorne stehen, Tendenz weiter steigend. Folgt man den Studien der WHO, werden sich Depressionen im Jahr 2030 wohl zur Krankheit Nr. 1 weltweit entwickeln. Zudem hat eine amerikanische Studie an der Universität Michigan von 2023 herausgefunden, dass Einsamkeit in der Mitte des Lebens das Sterberisiko um bis zu 16 Prozent erhöhen kann.

Mentale Erkrankungen sind Lebenszeitfresser und können schlimmstenfalls zum Suizid führen. Selbstmord gehört laut Statistischem Bundesamt inzwischen zu einer der zehn Haupttodesursachen bei uns. Hinzu kommt der schleichende Tod bei psychischen Erkrankungen – herbeigeführt durch Alkohol-, Drogen- oder Medikamentenmissbrauch. Laut Bundeskriminalamt (BKA) gab es allein 2022 9 Prozent mehr Drogentote als im Vorjahr – und davon waren deutlich mehr Männer (83 Prozent).

Das Problem: Viele Menschen erkennen ihre emotionale Erkrankung nicht oder erst spät – manchmal ist der Übergang auch fließend. Es muss keine definierte psychische Erkrankung sein, unserer Ansicht nach kann jede Form von lang anhaltender psychischer Belastung ein Problem für deine Longevity werden. Wenn du einen ersten Hinweis haben möchtest, wie es um deine emotionale Gesundheit bestellt ist, empfehlen wir dir die nachfolgende »Flourishing Scale«.

Biomarker Emotionale Gesundheit: Flourishing Scale

Die Flourishing Scale ist ein einfaches Messinstrument, um das subjektive psychologische Wohlbefinden durch Selbsteinschätzung von persönlichen Ressourcen und Potenzialen zu bestimmen. Der Begriff bedeutet wörtlich übersetzt »Skala des Aufblühens« und meint damit den Grad deines Wohlbefindens. Sie wurde bereits 2009 von einer Forschungsgruppe um den amerikanischen Psychologen Ed Diener entwickelt. Du findest sie auf der nächsten Seite.

So errechnest du den Wert, der den Grad deines aktuellen Wohlbefindens anzeigt: Schätze jede der acht Themen auf einer Skala von 1 bis 7 ein. Addiere die Punkte für deine Antworten. Am Ende kommt ein Wert zwischen 8 (niedrigster Wert) bis 56 (höchstmöglicher Wert) heraus.

Hast du einen hohen Wert erzielt, scheinst du eine Person mit großen psychologischen Ressourcen und Stärken zu sein, super! Tendenziell niedrige Werte können darauf hinweisen, dass du dich wahrscheinlich nicht wohl in deinem Leben fühlst – und möglicherweise unter psychischen Problemen leidest. Bitte lass das von einem Experten oder einer Expertin unbedingt checken! Ansprechpersonen für Hilfe und Unterstützung findest du am Ende dieses Kapitels.

WAS BRAUCHST DU FÜR DEINE EMOTIONALE GESUNDHEIT?

Wir steigen jetzt ein in die verschiedenen Aspekte von emotionaler Gesundheit und erklären dir Schritt für Schritt, wie du diese verbessern kannst. Es gibt zu sämtlichen Facetten von emotionaler Gesundheit unendlich viele Forschungsarbeiten, die alle interessant und lesenswert sind. Wir beschränken uns

	Ich stimme stark/voll zu **(Zahlenwert 7)**	Ich stimme zu **(Zahlenwert 6)**	Ich stimme eher zu **(Zahlenwert 5)**	Ich stimme weder zu noch nicht zu (gemischt) **(Zahlenwert 4)**	Ich stimme eher nicht zu **(Zahlenwert 3)**	Ich stimme nicht zu **(Zahlenwert 2)**	Ich stimme absolut nicht zu **(Zahlenwert 1)**
Ich führe ein absichtsvolles und sinnvolles Leben.							
Meine sozialen Beziehungen sind unterstützend und bereichernd.							
Ich bin engagiert und an meinen täglichen Aktivitäten interessiert.							
Ich trage aktiv zum Glück und Wohlergehen anderer bei.							
Ich bin kompetent und geeignet für die Aktivitäten, die mir wichtig sind.							
Ich bin ein guter Mensch und lebe ein gutes Leben.							
Ich blicke optimistisch in meine Zukunft.							
Die Menschen respektieren mich.							

Abb. 4: Der Flourishing-Scale-Fragebogen, autorisierte deutsche Fassung von Ed Diener

hier jedoch auf den Fokus Longevity, um den Rahmen dieses Buches nicht zu sprengen.

KATI *Für mich persönlich sind die Themen ausreichend Schlaf und Zeit in der Natur für meine emotionale Gesundheit besonders wichtig. Gerade wenn ich weiß, dass es stressig wird, zwinge ich mich dazu, um 22:00 Uhr ins Bett zu gehen und den 30-min-daily-walk-Hack zu befolgen.*

KRISTINE *Durch meinen Burnout Ende 2017 weiß ich, wie sich emotionale Erkrankung anfühlen kann. Ich habe aus dieser schwierigen Zeit, in der ich mir professionelle Hilfe geholt habe, viel gelernt und weiß, wie es ist, wenn kein Funken Resilienz mehr übrig ist. Ich habe über viele Jahre eine Verhaltenstherapie gemacht und viel über Widerstandskraft gelernt. Eine Übung, die mich nachhaltig beeindruckt hat und an die ich oft denke: Ich sollte mir einen Werkzeugkoffer ausrüsten, indem ich eine Liste der Dinge zusammenstelle, die mich resilient machen und positiv gegen Stress aufladen – um sie mir ganz bewusst anzuschauen, wenn ich in einer stressigen Phase stecke. Besonders wichtig ist darin im Laufe der Jahre meine morgendliche Meditation von 20 bis 30 Minuten geworden.*

RESILIENZ – EIN WIRKSAMES MITTEL GEGEN STRESS

Eine der häufigsten mentalen Belastungen, denen wir uns ausgesetzt fühlen, ist Stress. Das kennen wir fast alle. Eine deutsche Querschnittsstudie der Techniker Krankenkasse von 2021 hat ergeben, dass sich 64 Prozent der Befragten (also zwei von drei Menschen!) »manchmal« gestresst fühlen. Jede/r vierte Deutsche ist sogar »häufig« gestresst, Tendenz steigend. Die drei Topstressoren sind dabei der Job, hohe Ansprüche an sich selbst und Erkrankungen von nahestehenden Personen – gefolgt von Konflikten im Privatleben, die ständige Erreichbarkeit, Social Media, Verkehr, Haushalt, finanzielle Sorgen und die Betreuung pflegebedürftiger Angehöriger. Wahrscheinlich kannst du auch das eine oder andere Thema ankreuzen, oder?

Frauen sind in Deutschland nach dieser Studie übrigens deutlich häufiger gestresst: Jede dritte hat 2021 »extremen« Stress erlebt, bei den Männern war es nur jeder fünfte. Dabei macht es keinen Unterschied, ob die Frauen berufstätig oder nicht waren. Vermutlich spielt hier ihr höherer Anteil an Haushalt, Kinderbetreuung und Pflege eine Rolle.

WAS PASSIERT EIGENTLICH BEI STRESS IM KÖRPER?

Grundsätzlich ist Stress nichts Schlechtes, sondern eine natürliche Reaktion des Körpers auf Herausforderungen und Bedrohungen. Es ist eine Art »Fight or flight-«Reaktion, um den Körper auf Kampf oder Flucht vorzubereiten.

Dabei passiert Folgendes:

- **Hormone:** Das Nervensystem wird aktiviert und (Stress-) Hormone freigesetzt: Cortisol, Adrenalin und Noradrenalin. Dadurch steigen Herz- und Atemfrequenz und Blutdruck.
- **Energie:** Die Hormone wiederum sorgen für Energiefreisetzung mit erhöhtem Blutzucker im Blut, um den Körper zu versorgen.
- **Herz-Kreislauf:** Der Blutdruck steigt und es gelangt mehr Blut in Organe, die in Stresssituationen besonders wichtig sind (Gehirn, Muskeln etc.).
- **Immunsystem:** Die Abwehrzellen sind kurzfristig in Alarmbereitschaft, um sich auf mögliche Eindringlinge oder zu bekämpfende Stoffe vorzubereiten. Ist der Stress vorbei, fahren bei emotional gesunden Menschen alle Werte wieder in den Normalzustand zurück. ■

KEIN MATCH: LONGEVITY UND CHRONISCHER STRESS

Tritt Stress über einen lang anhaltenden Zeitraum auf, spricht man von chronischem Stress. Er ist schädlich für die emotionale und körperliche Gesundheit – und damit auch ein Problem für die Longevity. Das deutet auch eine Studie der Harvard Medical School aus dem Jahr 2022 an, die den Zusammenhang von chronischem Stress und dem Risiko, an Krebs zu sterben, untersucht. Dazu wurden Gesundheitsdaten von 41000 Teilnehmenden untersucht und die jeweils individuelle Stressbelastung über eine Skala analysiert und klassifiziert. Danach untersuchte das Forscherteam, wie viele dieser Menschen später an Krebserkrankungen starben. Menschen, die unter hohem chronischem Stress leiden, haben demnach ein 2,4-mal höheres Risiko, an Krebs zu sterben, als andere!

Die Studie vermutet, dass hier das Stresshormon Cortisol eine entscheidende Rolle spielen könnte, weil es sich bei anhaltendem Stress auf einem konstant hohen Level einpendelt.

Es gibt viele Studien zum Thema, zusammengefasst sind sich viele Fachleute einig darüber, dass es typische Folgen von chronischem Stress gibt. Dazu zählen zum Beispiel:

- hoher Blutdruck mit Folgeschäden
- hormonelles Ungleichgewicht
- schwaches Immunsystem und chronische Entzündungsprozesse, mehr Infektionen
- kardiovaskuläre Erkrankungen
- Diabetes
- neurodegenerative Erkrankungen
- Rückenschmerzen
- Kopfschmerzen
- Magen-Darm-Beschwerden
- gesundheitsschädliche Verhaltensweisen wie Rauchen, Frustessen oder übermäßiger Alkoholkonsum

Auch psychische Folgen sind häufig dabei: Ganz oben in der Häufigkeit tauchen hier das Gefühl von »ausgebrannt sein«, Nervosität und Gereiztheit auf, aber auch Schlafprobleme, niedergedrückte Stimmung, Burnout oder Depressionen bis hin zu Angstzuständen.

Es liegt also auf der Hand, dass du viel für deine Longevity tun kannst, wenn du dein Stresslevel im Griff hast.

Häufig lösen allerdings externe und nicht beinflussbare Faktoren den Stress aus, denen du nicht entfliehen kannst – zum Beispiel, wenn du pflegebedürftige Angehörige hast, dich die Weltlage beschäftigt oder du beruflich gerade nicht weiterkommst. Daher sollte dein Fokus auf deiner Resilienz liegen, die dich widerstandsfähiger gegen Stress macht. Denn die kannst du trainieren und stärken.

MYSTERIUM RESILIENZ – WAS GENAU IST DAS EIGENTLICH?

Spätestens seit der Corona-Pandemie hat wahrscheinlich jeder diesen Begriff irgendwann einmal gehört: Unter Resilienz versteht man die Fähigkeit von uns Menschen, auf wechselnde Lebenssituationen und Anforderungen flexibel und angemessen zu reagieren. Das Wort leitet sich vom lateinischen »resilire« ab, was »abprallen« oder »zurückspringen« bedeutet. Wer also resilient ist, schafft es mit eigener psychischer Widerstandskraft oder Anpassungsfähigkeit, selbst schwierige Lebenssituationen (Stress, Frustration, emotionale Belastungen) ohne nachhaltige psychische Schäden zu bewältigen. Stell dir einen resilienten Menschen einfach als kleine Metallfeder vor, die nach dem Zusammendrücken (Stress oder Belastung) wieder in ihre Ursprungsform zurückspringt. Das ist Resilienz. ■

Es gibt Untersuchungen wie zum Beispiel eine chinesische Langzeitstudie, die einen direkten Zusammenhang zwischen Resilienz und Longevity nachweisen: Demnach besteht für 90-Jährige zwischen 94 und 98 Jahren, die über eine höhere Resilienz verfügen, eine 43,1 Prozent größere Wahrscheinlichkeit, 100 Jahre alt zu werden, als bei Gleichaltrigen mit geringerer Resilienz.

Interessant ist, dass Menschen von Natur aus offenbar unterschiedlich resilient ausgestattet sind. Womit sich die berechtigte Frage stellt, ob Resilienz »angeboren« oder »erworben« ist. Ein Resilienz-Gen wurde zwar noch nicht gefunden, aber möglicherweise gibt es tatsächlich körperliche Prädispositionen, die Menschen von Geburt an widerstandsfähiger machen. Sicher ist allerdings, dass Resilienz im Laufe des Lebens wächst oder abnimmt, abhängig von Erfahrungen, Selbstwertgefühl und vielen anderen Faktoren.

Um resilient zu sein, musst du dir deiner positiven und negativen Gefühle bewusst sein, sie ausdrücken können, um dann auch in der Lage zu sein, sie positiv zu beeinflussen. Natürlich bedeutet das nicht, in Zukunft 24/7 happy durchs Leben zu schweben. Aber wenn du mit belastenden Situationen gut umgehen kannst, bist du emotional ausgeglichener – mit den positiven Folgen für deine Gesundheit.

GOOD NEWS: RESILIENZ KANNST DU TRAINIEREN!

Wir haben für dich eine Art Werkzeugkoffer mit Tipps zusammengestellt, wie du etwas für deine Resilienz tun kannst – und damit auch für deine emotionale Gesundheit. Suche dir die Ideen und Hacks aus, die gut zu deiner Situation passen.

ACHTSAMKEIT – EIN TOOL FÜR DAS MANAGEMENT VON EMOTIONEN

Achtsamkeit bedeutet, sich seiner Gefühle, der anderer, seiner Umgebung und allem im Hier und Jetzt bewusst zu sein. Feel all the feelings – das ist manchmal einfacher gesagt als getan, das wissen wir natürlich. Trotzdem solltest du Achtsamkeit dir selbst gegenüber trainieren, um deine Emotionen gut zu kennen und möglicherweise gegenzusteuern. So wurde in einem Artikel in *Spektrum der Wissenschaft* Anfang 2021 auf eine Metastudie verwiesen, für die 136 Studien mit insgesamt über 11 000 Teilnehmenden ausgewertet wurden. Ein Ergebnis: »Achtsamkeitsbasierte Interventionen helfen bei Angst, Stress und negativer Stimmung.«

■ FEEL-ALL-THE-FEELINGS-HACK

Fühle alles! Schau hin. Nimm wahr. Das ist der erste Schritt zu mehr Resilienz. Jeder spürt irgendwann einmal emotionalen Schmerz, Frust oder Stress. Das gehört zum Leben. Und natürlich ist der erste Impuls häufig, dass man sich so nicht fühlen möchte! Die Folgen können dann Ablenkung oder im schlimmeren Fall Betäubung sein. Wichtig für Resilienz ist aber, dass man sich seinen Emotionen stellt.

■ AH-INTERESSANT-HACK

Interessiert hinschauen statt wegsehen! Es geht darum, mit Neugierde und Interesse und möglichst von außen die Reaktionen deines Körpers zu beobachten. Hast du plötzlich Wut im

Bauch oder einen Knoten im Magen? Lerne, die Emotionen zu beschreiben, dann kannst du auch damit umgehen und handeln. Akzeptiere deine Emotionen genau so, wie sie sind.

Der Ah-interessant-Hack hat es in sich: Es geht hier nämlich darum, deine Körperempfindungen ganz genau zu beschreiben. Und das ist wirklich interessant! Benenne die drei Stressreaktionen, die du in diesem Stressmoment fühlst, und schreibe sie auf: also zum Beispiel Herzrasen, Zittern oder schwitzende Hände. Jeder Mensch reagiert anders. Vielleicht warst du dir zuvor über einige Reaktionen gar nicht bewusst? Wie kommuniziert dein Körper mit dir, wenn er zum Beispiel Stress empfindet? Konzentrationsschwäche? Kopfschmerzen? Verkrampfter Kiefer? Rückenschmerzen? Reizbarkeit? Wenn du die individuelle Sprache deines Körpers verstehst und einordnen kannst, wird es dir in Zukunft leichter fallen, damit umzugehen. Und genau das macht im Endeffekt resilienter.

ME-TIME-HACK

Um überhaupt Raum zu haben, deine Gefühle wahrzunehmen, empfehlen wir dir, dediziert Zeit dafür einzuplanen. Das können Auszeiten von Familie oder Partner sein – vielleicht zunächst nur zehn Minuten ganz für dich allein, also deine Me-Time- oder Sporteinheiten, Spaziergänge ohne Kopfhörer und Handy in der Natur, Ruhephasen auf der Couch oder ganz gezielte Achtsamkeitspraktiken wie Journaling, Meditation oder Breathwork, die wir dir gleich vorstellen. Definiere dafür am Anfang feste Zeiten, das ist zum Einstieg leichter. Auf Dauer kannst du dann auch außerhalb deiner Me-Time erkennen, was dein Körper dir gerade sagen will, was du gerade fühlst und was du brauchst, damit es dir gut geht.

KRISTINE *Kurz vor meinem Burnout hatte ich komplett den Kontakt zu meinen Gefühlen verloren. Ich konnte gar nicht mehr sagen, wie es mir geht. Mir hat Meditation geholfen, Stille in mein Leben zu bringen und Stück für Stück wieder zu lernen, was ich eigentlich fühle - und wie sich das auch körperlich anfühlt.*

ACHTSAM SEIN UND EMOTIONEN MANAGEN – GEHT DAS?

Wir stellen dir jetzt ein paar Tools vor, die dir dabei helfen, nicht nur deine Emotionen zu erkennen, sondern sie auch zu managen:

- Journaling
- Meditation
- Breathwork

MIT JOURNALING GEGEN GEDANKENSPIRALEN

Beim Journaling - auf Deutsch »Tagebuchschreiben« - geht es darum, dass du regelmäßig (!) deine Erlebnisse, Gedanken und Gefühle oder auch Reflexionen dokumentierst, indem du sie aufschreibst. Ob das ein echtes analoges Tagebuch, ein Notizheft oder ein digitales Dokument ist, spielt dabei keine Rolle.

Wenn du Gedanken in Form einer Gedankenspirale hast, die du nicht möchtest, treffe eine »Verabredung« mit dir selbst: »Später, lieber Gedanke, komme ich wieder zu dir zurück und beschäftige ich mich (ausführlich) mit dir - aber nicht jetzt.«

Einer unser Lieblings-Hacks in dem Kontext geht auf den Psychologieprofessor James W. Pennebaker zurück, der das Konzept bereits in den 1990er-Jahren getestet und entwickelt hat. Die Idee: aufschreiben, loslassen können – und damit raus aus der endlosen Gedankenspirale im Kopf!

■ 4×15-JOURNALING-HACK

Aus dem Kopf aufs Papier. Schreib das dich belastende Thema auf – ohne Unterbrechung oder auf Rechtschreibung, Stil oder Grammatik zu achten. Nimm dir dazu 4× 15 Minuten Zeit. Die Abstände zwischen den 15-Minuten-Blöcken können frei gewählt werden (zum Beispiel einmal pro Woche). Bleibe bei einem Thema und schreibe deine Gefühle und Gedanken ehrlich und ohne Unterbrechung auf. Der Stift darf nicht abgesetzt werden. Wenn dir nichts mehr einfällt, wiederhole den letzten Satz einfach immer wieder.

KRISTINE *Ich habe den 4×15-Journaling-Hack ausprobiert und war total verblüfft, dass das wirklich funktionierte! Mit einer so geringen Zeitinvestition so eine psychische Erleichterung! Aber ich muss zugeben: Nach 15 Minuten am Stück schreiben tut einem echt die Hand weh.*

Das Verblüffende am Journaling ist, dass du dein belastendes Thema nach vier Wochen irgendwie anders bewertest und dich besser dabei fühlst. Es funktioniert also, Emotionen zu regulieren, indem man sich auf eine ganz bestimmte und genau festgelegte Weise damit befasst. Nicht umsonst gibt es die Redewendung »sich etwas von der Seele schreiben«. Denn das Schreiben über emotionale Erlebnisse führt tatsächlich bei vielen Menschen zu einer deutlichen Verbesserung der psychischen und auch der körperlichen Gesundheit, weil man so genau hinschaut und nichts verdrängt, das dann in lästigen Gedankenspiralen immer wieder hochkommt.

MEDITATION MACHT DICH GEGEN STRESS RESILIENTER

Meditation – ist das nicht so etwas Esoterisches? Diese Betrachtung hat sich glücklicherweise zu Beginn der Achtzigerjahre deutlich verändert – und Meditation ist mitten in unserer Gesellschaft angekommen. Denn Meditation tut gut – und kann ein wichtiger Baustein für deine emotionale Gesundheit sein.

KRISTINE *Für mich ist Meditation zu einem festen Bestandteil meines Longevity-Lifestyles geworden.*

KATI *Ich versuche immer wieder, eine Meditationspraxis zu etablieren, aber scheitere jedes Mal daran beziehungsweise ziehe es nicht durch. Das ist für mich interessant, da ich die Vorteile davon kenne. Aber es zeigt mir, dass auch ich nicht alles immer »perfekt« umsetze, was ich mir in diesem Kontext vornehme.*

WAS IST MEDITATION EIGENTLICH?

Bei der Meditation geht es nicht darum, deine Gedanken auszuschalten, wie viele Menschen fälschlicherweise glauben, sondern darum, sich auf etwas Bestimmtes zu fokussieren. **Gedanken sind normal. Der Trick ist, sie kommen und gehen zu lassen und sie vor allem nicht zu bewerten.**

Es gibt unglaublich viele Arten und Formen von Meditation. Und ja, auch wir konnten das natürlich nicht auf Anhieb. Vor allem, weil der eigene Erwartungsdruck an uns selbst ziemlich hoch war und wir mit einem »Leistungsgedanken« in die Meditation gegangen sind. Und wir haben dabei gelernt, dass Meditation etwas ist, das man nicht falsch machen kann.

Du steigst am einfachsten mit einer Anleitung ein: also entweder mithilfe einer Meditations-Lehrkraft oder zum Beispiel einer App, die dich da durchführt. Die bekannteste App, die wir sehr lieben, ist »Headspace«. Auch super ist »Insight Timer«. Es gibt hier eine große Palette kostenfreier Angebote – probier's am besten aus. Du wirst sicher die App finden, die am besten zu dir passt. ■

Allen Meditationstechniken gemeinsam ist die Tatsache, dass sie das Kortisollevel senken, sich dadurch positiv auf Stress auswirken und die kognitive und physische Leistungsfähigkeit verbessern. Dazu gibt es zahlreiche Studien. So befasst sich zum Beispiel die bekannte amerikanische Neurowissenschaftlerin und Psychologin Professor Wendy Suzuki an der Universität New York seit vielen Jahren mit dem Thema Meditation und hat herausgefunden, dass 13 Minuten Meditation täglich (sie hat das anhand der Bodyscan-Technik untersucht) schon nach acht Wochen die Stimmung, das Schlafverhalten, die kognitiven Fähigkeiten und die Konzentrationsfähigkeit verbessern.

■ 13-MINUTES-OF-ZEN-HACK

Nimm dir 13 Minuten am Tag, um zu meditieren – mit welcher Technik auch immer. Wenn du in das Thema Meditation einsteigen willst, reicht das für den Anfang. Mach es regelmäßig, idealerweise zur gleichen Uhrzeit. Dann wirst du schon bald merken, dass sich deine Aufmerksamkeit und deine Konzentration erhöhen und dass du besser schläfst.

Das Tolle an Meditation ist, dass du dafür praktisch nichts brauchst, außer dir selbst und einen Ort der Stille. Wir stellen dir hier zwei Meditationsarten vor, die den meisten Menschen zum Einstieg recht leichtfällt:

Bodyscan ist eine Form der Meditation, bei der du dich intensiv darauf konzentrierst, was du im Moment wahrnimmst und fühlst. Entscheidend ist, dass du diese Wahrnehmungen weder steuerst und interpretierst noch beurteilst. Du versuchst, möglichst viele Körperempfindungen vom Kopf bis zu den Füßen wahrzunehmen. Diese Meditationsform funktioniert besonders gut auch zur Stressbewältigung und wird daher gerne im Rahmen von Psychotherapien eingesetzt oder als Kurse von Krankenkassen angeboten, da ihre Wirksamkeit vielfach untersucht und belegt ist.

Umgebung wahrnehmen bedeutet, sich auf Dinge von außen zu fokussieren. Wähle am besten eine Umgebung in der Natur, da klappt es am schnellsten. Besonders schön ist es am Morgen, wenn die Vögel zwitschern. Setze dich bequem, aber mit aufgerichteter Wirbelsäule in den Schneidersitz oder eine vergleichbar stabile Position. Lege deine Hände entspannt auf den Oberschenkeln ab, schließe deine Augen und atme bewusst ein und aus. Konzentriere dich auf die Geräusche der Natur und tauche in das Zwitschern, Brummen, Blätterrauschen, sich bewegende Äste und Gräser etc. ein.

KRISTINE *Für mich war der Einstieg am einfachsten mit einem geführten 10-Tage-Kurs mit »Headspace«. Pro Tag wird man hier durch eine kurze Meditation geleitet, die sich auf den Atem konzentriert. Vorteil: Man muss nicht stundenlang nach Mediationen suchen, die einem gefallen, sondern man kann sich führen lassen.*

ENTSPANNEND ODER ANREGEND – BREATHWORK

Breathwork ist streng genommen keine Meditationstechnik, es gibt aber Schnittmengen. Über Atemtechniken, das Beobachten des Atemflusses und seiner Wirkung und die Veränderungen bestimmter Atemmuster kann man den Körper gut entspannen, anregen oder generell beeinflussen.

Außerdem ist Breathwork eher aktiv - daher vielleicht auch für Menschen geeignet, die sich mit Meditation schwerer tun. Man macht ganz bewusst gewisse Sachen mit dem Atem, um den Körper zu entspannen oder zu aktivieren, je nachdem. Immer wieder hören wir auch, dass der Effekt davon viel schneller spürbar ist als bei Meditation, weil man sich schon nach der ersten Session wirklich anders fühlt.

■ BOX-BREATHING-HACK

Box-Atmung beruhigt, entspannt und kann sogar bei Panikattacken helfen! Das geht schnell, ist unkompliziert und überall machbar. Die Atemmethode teilt die Atmung in vier gleichlange (!) Phasen, daher der Begriff »Box«: einatmen, Atem anhalten, ausatmen und erneutes Anhalten des Atems. Dabei zählst du immer auf 4. Also so: einatmen (1, 2, 3, 4), halten (1, 2, 3, 4), ausatmen (1, 2, 3, 4), halten (1, 2, 3, 4). Das wiederholst du wenige Minuten lang.

Die stressreduzierende Technik kann auch bei Herzrasen oder unruhiger Atmung helfen. Tatsächlich wird Box Breathing häufig von Ersthelfenden an Unfallorten, dem Militär und Sporttreibenden im Hochleistungssektor genutzt, um sich selbst zu kontrollieren und zu konzentrieren – und so die bevorstehende Aufgabe fokussierter zu bewältigen.

Das Gute am Box Breathing: Es muss keiner mitbekommen, du kannst es praktisch überall unbemerkt von anderen anwenden.

PHYSIOLOGICAL-SIGH-HACK

Ein physiologischer Seufzer gegen den Stress – auch dieser Hack ist notfalltauglich und beruhigt schnell. Dazu atmest du zweimal hintereinander durch die Nase kräftig ein, ohne dazwischen auszuatmen. Dadurch füllst du deine Lunge maximal. Erst dann atmest du die gesamte Luft wieder aus – langsam durch den Mund und bis sie wirklich komplett raus ist.

Der Physiological Sigh wirkt sich extrem schnell positiv auf das Nervensystem aus: Schon ein bis drei Seufzer können dich tatsächlich beruhigen. Und wenn du diese Technik täglich ein paar Minuten übst, tust du insgesamt etwas für deine Entspannung und deine Stimmung.

KATI *Da ich anfangs mit Meditation große Schwierigkeiten hatte, bin ich in Breathwork eingestiegen. Während meiner Zeit auf Bali habe ich versucht, täglich Breathwork bewusst zu machen. Das Ergebnis war ernüchternd: Mir wurde dabei einfach nur schwindlig. Inzwischen ist das anders, ich nutze vor allem den Physiological Sigh, was ich auch in einer akuten Stresssituation einsetzen kann, egal, wo ich bin, ganz unauffällig, um mir dabei zu helfen, zum Beispiel meinen Stress zu senken. Und durch diese Kontrollierung des Atmens schaffe ich es auch in stressigen Situationen, mich selber wieder ein bisschen zu beruhigen. Und das Schöne an Atemtechniken ist: Es merkt ja keiner um einen rum. Ob ich jetzt so atme oder anders, das sieht man mir ja nicht an. Das heißt, das kann ich in einem vollen Büroraum, in der Bahn, am Essenstisch, also eigentlich überall machen und ich finde daher, dass der Physiological Sigh super einzusetzen ist.*

GEH IN DIE NATUR!

Vielleicht ist es dir aufgefallen: Schon in unseren Meditationstipps kommt die Natur ziemlich häufig vor. Das hat natürlich einen Grund: Es ist nämlich erwiesen, dass Menschen mit einer starken Verbindung zur Natur resilienter sind! Sie leiden seltener unter emotionalen Erkrankungen und haben nachweislich seltener Depressionen oder Ängste. Die britische Mental Health Foundation hat sich mit diesem Zusammenhang intensiv beschäftigt und bringt es auf ihrer Website auf den Punkt. Frei übersetzt heißt es da: »Die Natur ist für viele ein wichtiges Bedürfnis und unerlässlich, um uns emotional, psychisch und physisch gesund zu halten.«

10-MINUTES-IN-NATURE-HACK

Versuche, mindestens zehn Minuten am Tag in der Natur zu sein! Denn das macht dich glücklich und ruhiger.

KATI *An Tagen, an denen ich als Sporteinheit nicht draußen laufen war, versuche ich danach direkt am Morgen, noch einmal rauszugehen. Entweder ich radele ins Büro (ca. 15 Minuten) oder ich mache eine kurze Spazierrunde. Denn dann kann ich gleichzeitig noch Sonnenlicht tanken, das für die Vitamin-D-Bildung und unseren Energiespeicher wichtig ist.*

KRISTINE *Ein Teil meines Mental-Health-Werkzeugkoffers ist das Spazierengehen barfuß im Gras. Diese direkte Verbindung mit der Natur macht mich glücklich. Am schönsten ist das am Morgen, wenn noch Tautropfen da sind und alles noch schläft.*

DANKBARKEIT – ODER DER FOKUS AUF DEM, WAS DU HAST

Dankbarkeit macht glücklich - und stärkt deine Resilienz! Es macht dich nämlich glücklich, wenn du dich auf Dinge fokussierst, die du hast. Dankbare Menschen sind zufriedener als andere - und rund 25 Prozent glücklicher! Das konnte vor einigen Jahren der US-Psychologieprofessor Robert A. Emmons in einem ganz simpel aufgebauten Experiment wissenschaftlich nachweisen: Er ließ Versuchspersonen zehn Wochen lang Tagebuch führen - allerdings mit gegenteiligen Aufgaben: Die Teilnehmer der einen Gruppe sollten pro Woche fünf besonders positive Dinge oder Erlebnisse festhalten, für die sie dankbar waren. Die anderen hingegen hatten die Anweisung, fünf Schwierigkeiten zu notieren, die sie in den einzelnen Wochen bewältigen mussten. Das Ergebnis: Die dankbare Gruppe war nach den knapp drei Monaten um 25 Prozent glücklicher. Ein Dankbarkeitsjournal ist also eine super Ergänzung für deine mentale Gesundheit.

GRATEFULNESS-HACK

Sei dankbar. Fokussiere dich auf die Dinge und Menschen, die du hast. Denke jeden Abend vor dem Einschlafen bewusst an drei Dinge, für die du dankbar bist.

KATI *Dankbarkeit ist für mich auch sehr wichtig. Ich mache das aber nicht beim Schreiben, sondern abends beim Einschlafen. Wenn ich das Licht ausgemacht habe, gehe ich im Kopf nochmal durch, was ich erlebt habe an dem Tag - und wofür ich dankbar bin. So rutsche ich gut in den Schlaf.*

DURCH VERANTWORTUNG MENTAL WACHSEN

Auf viele Dinge, die uns passieren oder in der Außenwelt geschehen, haben wir keinerlei Einfluss. Wir haben allerdings einen sehr großen Einfluss darauf, wie wir auf diese Dinge reagieren und wie wir bewusst unser Leben gestalten. Die Verantwortung für dein Handeln liegt bei dir. Es beginnt mit der Erkenntnis, dass du dein Leben und deine Handlungen gestaltest und somit auch Verantwortung für die Konsequenzen trägst – und niemand anderes sonst. Es ist empowering, sein Leben selbst in die Hand zu nehmen und sich nicht als Opfer der Umstände zu sehen.

STOP-BLAMING-OTHER-PEOPLE-HACK

Höre auf, anderen die Schuld zu geben. Übernimm selbst die Verantwortung für dein Leben! Ownership ist ein so befreiendes Konzept und bringt dir inneren Frieden. Stell dir dazu Fragen wie: Was hätte ich anders machen können? Was habe ich daraus gelernt? Welches Feedback kann ich an die Beteiligten geben? Was wünsche ich mir fürs nächste Mal? Was kann ich tun, um die Situation zu drehen?

KRISTINE *Verantwortung für sein Leben zu übernehmen, heißt auch, eine Vorstellung davon zu haben, wie man sich sein Leben wünscht. Für mich ist das ungeheuer kraftvoll: Vor der Gründung von* ooia *(während meines Burnouts) habe ich ein Vision Board gemacht, wo ich aufgeschrieben/Bilder aufgeklebt habe, wie ich mir meinen Traumjob vorstelle. Das waren beispielsweise Dinge wie: mit vielen Frauen zusammenarbeiten, wertschätzende Kultur, Female Empowerment, ambitioniertes Umfeld, Altbau-Office mit knarzenden Dielenbrettern … Und siehe da: Es ist genau so gekommen. Ich habe mir meine Welt selbst erschaffen.*

DER WERT VON BEZIEHUNGEN

Beziehungen sind ein Schlüssel zu emotionaler Gesundheit – und damit auch zu Longevity. Es gibt eine spannende Studie aus den USA, die Harvard Study of Adult Development, die zeigt, dass soziale Beziehungen und Gesundheit im Mittelpunkt eines glücklichen Lebens stehen. Geld, materieller Besitz und beruflicher Erfolg blieben weit dahinter. Dafür hat das Team der Forschenden mehr als 2000 Menschen über acht Jahrzehnte hinweg begleitet und festgehalten, wie es den Einzelnen wann wie ging. Eine echte Langzeitstudie, die dadurch weltweit viel Beachtung fand. Demnach sind es vor allem familiäre Bindungen und Freundschaften, aber auch gute Verhältnisse zu Menschen im Job oder in der Nachbarschaft, die ganz wesentlich zu unserem Wohlbefinden beitragen. Die großen Themen in diesem Kontext sind bei allen Befragten Geborgenheit, Zugehörigkeit und Unterstützung.

Auch an der Universität Heidelberg wird seit vielen Jahren über die Psychologie sozialer Beziehungen geforscht. Klar ist inzwischen, dass Menschen mit starken emotionalen Bindungen eine höhere Lebenserwartung haben (auch Verheiratete leben länger als Unverheiratete!), außerdem sind sie weniger anfällig für chronische Erkrankungen. Das interessante Detail: Alleinsein auf freiwilliger Basis wirkt sich dabei nicht negativ auf die emotionale Gesundheit aus, unfreiwillige Einsamkeit aber schon. Und noch etwas: Unverheiratete Frauen sind glücklicher als verheiratete in schlechten Ehen.

EINE GUTE BEZIEHUNG – WAS MACHT SIE AUS?

Wir haben dir hier die wichtigsten Eckpfeiler von gesunden Beziehungen zusammengestellt, die übrigens für partnerschaftliche Bindungen ebenso gelten wie für Freundschaften oder unter Arbeitskolleginnen und -kollegen. Sie sind ein Extrakt aus den Erkenntnissen von Beziehungsexperten und -expertinnen sowie Studien und können dir hier zur ersten Orientierung nützlich sein.

Gute Beziehungen bauen auf

- Vertrauen und Ehrlichkeit: Du kannst dich darauf verlassen, dass alles, was du in die Beziehung einbringst, dort auch bleibt und fair damit umgegangen wird, du wirst nicht belogen, hintergangen oder permanent kritisch hinterfragt.
- Nähe und Empathie: Dein Beziehungsumfeld geht genauso einfühlsam mit dir und deinen Themen um, wie du es benötigst, kann sich in dich hineinfühlen und deine Sicht auf die Dinge auch ohne Bewertung nachvollziehen.
- Offene Kommunikation auf Augenhöhe: In deinen Beziehungen ist niemand dem anderen überlegen! Ihr kommuniziert gleichberechtigt und wertschätzend.
- Gemeinsame Werte und Teamgeist: Deine Beziehungen werden von Werten geprägt, die du mit ihnen teilst. Das können ganz allgemeine Dinge sein wie Toleranz, Gleichberechtigung oder ein bestimmter Lebensstil.
- Verantwortung für sich selbst und die anderen: Eure Beziehungen bauen darauf, dass alle Beteiligten zunächst für sich selbst und ihr Leben/Handeln geradestehen. Dadurch entsteht ein stabiles Gleichgewicht aus Selbst-Bewusstheit und Fürsorge für die gemeinsamen Dinge und Aufgaben.
- Konstruktiver Umgang mit Konflikten: In stabilen Beziehungen können Menschen souverän mit Konflikten umgehen!

Denn niemand wertet den/die andere ab oder wechselt willkürlich von der Sachebene ins Persönliche, um einen Konflikt negativ zu beeinflussen, also zum Beispiel, um zu verletzen oder zu provozieren.

- Du kannst du selbst sein: Denn du hast Beziehungen, in welchen du sein kannst, wie du bist, und dich nicht verändern oder »optimieren« musst.

Ein guter Test für stabile Beziehungen, auf die du dich in jeder, wirklich jeder Situation verlassen kannst, beschreibt unser nächster Hack für dich:

3AM-CLUB-HACK

Hast du drei Menschen, die du nachts um drei anrufen kannst, wenn die Hütte brennt? Oder anders gesagt: Gibt es drei Menschen im Leben, die egal in welcher Situation für dich da sind, ohne unnötige Fragen zu stellen?

KATI UND KRISTINE *Als wir* ooia *gegründet haben, waren wir bereits seit vielen Jahren Freundinnen. Wir wussten, dass wir das Unternehmen nur gut gemeinsam führen können, wenn wir auch unsere Freundschaft pflegen. Daher haben wir all die Jahre immer Wert darauf gelegt zu schauen, dass wir weiter in allen Situationen aus Liebe heraus, mit Respekt füreinander und auf Augenhöhe miteinander umgehen. Um das sicherzustellen, arbeiten wir zum Beispiel auch mit einer Coachin.*

Bist du ein aktiver Teil der Gesellschaft und deines privaten und beruflichen Umfelds? Engagierst du dich vielleicht sogar sozial? Und bist du in deiner Freizeit aktiv zusammen mit anderen – im Sportverein, in einer Musikgruppe, beim Tanzen, Kochen, auf Kultur-Events, beim Wandern oder was auch immer dir Spaß macht? Erstrecken sich deine sozialen Bindungen auf deine Familie, aber auch auf Freunde, Kolleginnen und Kollegen oder Menschen, mit denen du regelmäßig im Austausch bist und die dich so gut kennen, dass sie spüren, wie es dir gerade geht – und umgekehrt? Dann scheint dein Beziehungsnetz gut und stabil zu sein.

Wenn du allerdings das Gefühl hast, dass du noch Platz in deinem Leben hast für neue Freundschaften oder dir sogar Freunde fehlen, dann geh das Thema offensiv an und suche dir neue soziale Kontakte. Das kann an allen möglichen Orten passieren – in der Arbeit, beim Elternabend, im Sportverein, bei einem ganz neuen Hobby.

THIS-IS-ME-HACK

Das bin ich. Erzähle etwas von dir, um andere Menschen neugierig auf dich zu machen! Wenn man neuen Menschen begegnet, weiß man oft nicht, ob man Anknüpfungspunkte hat. Ein guter Weg, dieses zu testen, ist zum Beispiel, im Gesprächsverlauf mehrere Themen anzubieten. Das ist natürlich nicht zu verwechseln mit Small Talk, sondern es geht darum, dem Menschen zu zeigen, welche vielseitigen Sachen dich ausmachen und dass du dich für ihn interessierst. Vielleicht weißt du schon etwas über die Person und kannst daran anknüpfen – oder du erzählst etwas von dir, das dein Gegenüber neugierig macht. Und schon kommt ihr ins Gespräch und vertieft eure Beziehung!

Nicht alle Beziehungen müssen tief gehen, das ist auch nicht zu schaffen. Die meisten Menschen haben ganz unterschiedliche Beziehungen und sind mit der Mischung aus wenigen richtig tiefen Beziehungen (Partnerschaft, Familie, alte/beste Freundschaften) und deutlich mehr lockeren Beziehungen (Freundeskreis, Hobby-Freundschaften und Job) zufrieden. Wenn du das Gefühl hast, es gibt zu wenig tiefe Beziehungen in deinem Leben – vielleicht weil du ein introvertierter Typ bist –, kannst du mit kleinen Schritten etwas dafür tun!

Durch Freundlichkeit lassen sich Beziehungen übrigens gut intensivieren. Ob das Komplimente sind oder einfach nur Nettigkeiten im Alltag – es funktioniert.

ACT-OF-KINDNESS-HACK

Freundlichkeit als Schlüssel – nimm dir vor, einen Monat lang jeden Tag ein Kompliment zu verteilen, etwas Nettes zu tun oder jemanden positiv zu überraschen. Oder schreibe einmal in der Woche eine Nachricht an eine Freundin oder einen Freund, in der du etwas Nettes über sie oder ihn sagst, zum Beispiel was du an ihr oder ihm schätzt. Einmal abgesehen davon, dass sie oder er sich darüber garantiert freuen, festigst du so auch eure Beziehung.

KRISTINE *Ein lieber Freund von mir hat mir neulich einfach so ohne Ankündigung ein Buch geschickt zum Thema Mantren, das ich liebe. Was für eine großzügige Geste – und auf jeden Fall ein Hebel, unsere Freundschaft weiter zu vertiefen. Wir haben auch so tolle Gespräche über das Buch geführt. Dafür bin ich bis heute dankbar.*

Ob es nun die Arbeitskollegin ist, der du ein Kompliment machst, wenn dir etwas positiv aufgefallen ist, der Hausmeister, bei dem du dich bedankst, oder eine spontane Umarmung für jemanden, der dir etwas Gutes getan hat – diese kleinen unkomplizierten Handlungen können Schritte sein, um Beziehungen aufzubauen oder auf eine andere Ebene zu bringen.

MORE-HUGS-HACK

Umarme mehr – denn das hebt deine Stimmung, stärkt dein Immunsystem und verstärkt emotionale Bindungen.

Tatsächlich belegen mehrere Studien, dass Umarmungen nicht nur auf das emotionale Wohlbefinden einzahlen, sondern viel mehr können: Professor Sheldon Cohen stellte 2015 mit seinem Team fest, dass Umarmungen auch zu mehr körperlicher Gesundheit führen können. Zu ähnlichen Ergebnissen kamen zahlreiche anderen Studien, die im Wesentlichen die positiven Wirkungen von sozialer Interaktion (wie Umarmungen) herausarbeiten konnten, wie beispielsweise:

- weniger Stress, da Umarmungen den Cortisolspiegel senken
- bessere Stimmung durch die Ausschüttung des »Kuschelhormons« Oxytocin
- niedrigerer Blutdruck, da weniger Stressempfinden

Diese Wirkungen zahlen positiv auf die Gesamtgesundheit ein, da sie vorbeugend gegen Erkrankungen wie Herz-Kreislauf-Probleme oder zu hohen Blutdruck wirken und das Immunsystem nachweislich stärken.

Fazit: Umarmungen sind richtig gut für uns – für unsere Psyche, aber eben auch für unsere physische Gesundheit!

GUTE BEZIEHUNGEN IM JOB

Auch im Arbeitskontext sind Beziehungen wichtig. Wenn du deine Beziehung zu den Kolleginnen und Kollegen festigen willst, geht das auf Dauer besser mit physischer Anwesenheit. Unterm Strich wird eure Arbeitsbeziehung dadurch resilienter und kann auch herausfordernde Phasen gut und kollegial meistern.

Die Corona-Pandemie und die neu erworbenen Möglichkeiten von Online-Meetings haben dazu geführt, dass die Arbeitnehmenden vermehrt und zum Teil ausschließlich Homeoffice machen. Dabei kommt in den meisten Befragungen und Studien heraus, dass ihnen der soziale Austausch über Flurfunk oder die gemeinsame Kaffeepause fehlen.

KOMM-INS-OFFICE-HACK

Komm ins Büro! Homeoffice macht auf Dauer einsam, so praktisch es auch zu sein scheint. Also zeig dich regelmäßig! Auch wenn der innere Schweinehund dir morgens sagt: Es ist einfacher, auf dem Sofa in Jogginghose zu arbeiten – mach dir deutlich: Für meine emotionale Gesundheit ist es förderlich, gute Beziehungen zu Kollegen und Kolleginnen aufzubauen. Also nehme ich den Aufwand in Kauf, mich fertig zu machen und den Weg zur Arbeit zurückzulegen.

PURPOSE – DER TIEFERE SINN

Zum Schluss kommt nun noch einmal ein Thema, das uns wirklich alle betrifft – und das Menschen schon immer umtreibt: der tiefere Sinn in allem, was wir tun. Gemeint ist hier nicht die existenzielle Frage nach dem Sinn des menschlichen Lebens, die oft mit ethischen und religiösen Diskussionen einhergeht, sondern die Frage nach dem individuellen Purpose. Den zu definieren, ist gar nicht so einfach – zumal es sich dabei um kein statisches Konzept handelt. Denn Purpose kann sich im Laufe des Lebens immer wieder verändern – abhängig von der persönlichen Lebenssituation.

Purpose bedeutet, dass du weißt, wofür du dein Leben lebst, zum Beispiel für deine Familie, deine Haustiere, deine Religion oder was auch immer. Hauptsache, es macht für dich Sinn und bereichert dein Leben! Wichtig ist: Wir brauchen Purpose im Leben, es muss aber nicht unbedingt der Job sein!

KATI UND KRISTINE *Wir haben durch die Gründung von* ooia *plötzlich einen neuen, starken Sense of Purpose gespürt, der uns trägt. Wir leben Female Empowerment und lieben es.*

Die amerikanische Psychologin Dr. Stephanie Hooker spricht in diesem Zusammenhang von einem Leben, das (frei übersetzt) eine Richtung hat und übergeordnete Ziele verfolgt. Doch kann man etwas so Schwammiges, Individuelles wie Purpose messen und in einen Bezug zur Lebensdauer setzten?

Man kann! So hat sich ein Forscherteam in der Health and

Retirement Study an der Boston University School of Public Health in den Jahren 2014 und 2022 eine Gruppe von etwa 13 000 Probandinnen und Probanden älter als 50 Jahre im Hinblick auf ihren »Purpose-Score« genauer angeschaut und Erstaunliches festgestellt: Denn die Gruppe mit dem höchsten Score wies tatsächlich eine um 21,3 Prozentpunkte niedrigere Gesamtsterblichkeit auf (die Gesamtzahl der Todesfälle in dieser Gruppe war also niedriger), verglichen mit der Gruppe mit dem niedrigsten Score und unabhängig von Geschlecht, Ethnie oder Herkunft.

Eine andere amerikanische Studie aus dem Jahr 2018 hat sich dazu eine emotionale Detailfrage vorgenommen und hinterfragt, inwieweit Menschen mit einer höheren wahrgenommenen Sinnhaftigkeit Stress besser wegstecken als andere. Sie konnte feststellen, dass Menschen mit höherem Purpose Stress tatsächlich beinahe doppelt so gut wegstecken konnten, wie Menschen mit niedrigem Purpose. Sie sind also resilienter.

SO KANNST DU DEINEN PURPOSE BESTIMMEN!

Die amerikanische Psychologin Carol Ryff hat in den Neunzigerjahren eine Skala zum individuellen Wohlbefinden entwickelt, anhand derer du den Grad deines persönlichen Purpose bestimmen kann. Wir haben die »Purpose in Life Subscale of the Ryff Psychological Well-being Scale« hier frei übersetzt; den Link zum Original findest du bei unseren Literaturempfehlungen am Ende des Buches.

Und so funktioniert's:

Denke über die folgenden Aussagen jeweils einzeln nach und überlege, inwieweit sie für dich zutreffen – von 1 (stimme ich gar nicht zu) bis 6 (stimme ich voll zu).

- Ich lebe jeden Tag im Hier und Jetzt und denke nicht wirklich über die Zukunft nach.
- Ich habe eine klare Richtung und einen Sinn im Leben.
- Meine täglichen Aktivitäten erscheinen mir oft belanglos und unwichtig.
- Ich habe kein klares Gefühl dafür, was ich im Leben erreichen möchte.
- Manche Menschen wandern ziellos durchs Leben, aber ich gehöre nicht dazu.
- Ich genieße es, Pläne für die Zukunft zu machen und daran zu arbeiten, sie in die Realität umzusetzen.
- Manchmal habe ich das Gefühl, als hätte ich im Leben schon alles getan, was es zu tun gibt.

Auswertung: Zähle nun die Punkte von folgenden Aussagen zusammen: 1, 2, 5 und 6 (also den positiven), bei den anderen Aussagen, also 3, 4 und 7 (also den negativen), muss der Punktwert »umgedreht« werden (Beispiel: 6 wird zu 1; 5 wird zu 2; 4 wird zu 3 …), addiere dann alle Punktwerte → Je höher der Score, desto höher dein Purpose in Life! Ab einem Punktwert von 30 ist deine Sinnhaftigkeit hoch. ■

WIE KANNST DU DEINEN PURPOSE FINDEN?

Falls du jetzt das Gefühl hast, zu wenig über deinen eigenen Purpose zu wissen oder ihn erst noch finden möchtest, geben wir die eine praktische Herangehensweise an die Hand: das IKIGAI-Konzept. Der Begriff IKIGAI kommt aus dem Japanischen und steht für einen Denkansatz auf der Suche nach dem eigenen Purpose. Die direkte englische Übersetzung aus dem Japanischen ist »that what makes life worth living, a reason for being«.

IKIGAI besteht aus vier Elementen:

Nimm dir Zeit, ein Stück Papier und einen Stift, um zu jedem dieser vier Punkte spontan aufzuschreiben, was dir dabei in den Kopf kommt.

- What you love: Leidenschaft, was dir Freude bereitet
- What you're good at: Fähigkeiten, Talente, Dinge, die dir leicht von der Hand gehen
- What the world needs: Beitrag, den du zur Gesellschaft leisten kannst, um die Welt zu einem besseren Ort zu machen
- What you can be paid for: Beruf, der dich finanziell unterstützen kann

Als Nächstes kommt die Zusammenführung aus dem bisher Geschriebenen: Was kommt bei allen vier Elementen vor? Gibt es wiederkehrende Motive? Die Schnittmenge aus allen vier Themen ist vielleicht dein Purpose!

FIND-YOUR-WHY-HACK

Finde heraus, was dich wirklich im Leben erfüllt. Nutze dazu IKIGAI oder eine andere Methode (wie zum Beispiel »Find your why« von Simon Sinek).

AUCH DAS ZAHLT AUF EMOTIONALE GESUNDHEIT EIN

Es gibt natürlich noch viele andere Aspekte, die für unsere emotionale Gesundheit wichtig sind oder sie beeinflussen. Einige davon möchten wir hier noch erwähnen:

- Bewegung: Körperliche und emotionale Gesundheit bedingen einander (siehe dazu auch unser Kapitel zu Bewegung.) Eine umfangreiche amerikanische Metastudie aus dem Jahr 2018 stellt am Beispiel von Depressionen verschiedener Schweregrade fest, dass aus den dafür 33 ausgewerteten wissenschaftlichen Untersuchungen eindeutig ein Zusammenhang zwischen Krafttraining und emotionaler Gesundheit hervorgeht.

- Gute Ernährung: Wie wichtig Ernährung für die emotionale Gesundheit ist, hat das Bundeszentrum für Ernährung (BzfE) auf seiner Website umfassend zusammengestellt. So heißt es dort zitiert aus einer schwedischen Studie der Universität Göteborg: »Wir haben festgestellt, dass es immer mehr Belege für einen Zusammenhang zwischen einer schlechten Ernährung und der Verschlimmerung von psychischen Störungen wie Angst und Depression gibt.« Und weiter: »Aufbau, Struktur und Funktion des Gehirns sind von der Verfügbarkeit geeigneter Nährstoffe abhängig, erklären die Wissenschaftler in dem Beitrag. Daher liegt es nahe, dass die Nahrungsqualität neben vielen weiteren Faktoren zur mentalen Gesundheit beiträgt.«
- Erholung und Schlaf: Ausreichend Schlaf und Erholungsphasen sind wichtig. Besonders informativ ist hier die Studie von zwei Schweizer Psychiatern, die 2018 veröffentlicht wurde und sich auf die unterschiedlichen Wirkmechanismen von Schlaf auf die emotionale Gesundheit fokussiert. Sie stützt unsere Überzeugung nachdrücklich, dass ohne guten Schlaf und Erholung gar nichts geht!

Dazu kommen weitere Voraussetzungen, die wir aber nicht ohne Weiteres beeinflussen können:

- Finanzielle Sicherheit: Das ist ein nicht zu unterschätzender Faktor! Finanzielle Unsicherheit durch einen schlecht bezahlten Job, Schulden oder andere Gründe sorgt für Ängste, schlechten Schlaf und kann weitreichende emotionale Folgen haben. Das hat eine groß angelegte Studie des University

College London und des King's College herausgefunden, die Anfang 2024 veröffentlicht wurde. Das Forscherteam konnte feststellen, dass finanzieller Druck erst psychisch und dann physisch wirkt und einer der häufigsten (!) Gründe für Erkrankungen ist – noch vor der Trauer über den Verlust eines geliebten Menschen oder einer eigenen schweren Erkrankung.
- Gesunde Familiengeschichte: Es ist leider erwiesen: Wenn es in deiner Familie psychische Erkrankungen oder Suchtverhalten gab oder du in deiner Kindheit nur wenig Halt und Liebe erfahren hast, ist die Wahrscheinlichkeit deutlich höher als bei anderen, dass dich im Laufe deines Lebens psychische Erkrankungen treffen. Wenn das auf dich zutrifft, dann priorisiere die oben genannten Hacks zum Thema emotionale Gesundheit.

Was wir nicht verschweigen wollen: Es gibt natürlich auch psychische Erkrankungen, deren Entstehen und Ausgang nicht durch Longevity-Lifestyle-Maßnahmen vollumfänglich beeinflusst werden kann. Hier hilft nur die professionelle Betreuung durch therapeutisch ausgebildete Menschen, die auf diese Behandlungen spezialisiert sind – und die wissen, was dagegen helfen kann.

Wir haben einige wichtige Kontaktdaten für emotionale Notfälle zusammengestellt – natürlich ohne den Anspruch auf Vollständigkeit.

Erste Hilfe bei emotionaler Notlage

Wenn du in eine Krise gerätst, gar nicht weiterkommst, bereits isoliert und verzweifelt bist, dann gibt es für dich externe Hilfsangebote, an die du dich wenden kannst, um deine psychische und physische Gesundheit wiederherzustellen:

- Telefonseelsorge: 0800-1110111 oder 0800-1110222
- Beratungsstellen von pro familia: Über eine Suchmaske

kommst du auf www.profamilia.de sofort zu deinen regionalen Ansprechpersonen vor Ort.

- Hilfetelefon »Gewalt gegen Frauen« des Bundesamts für Familie und zivilgesellschaftliche Aufgaben: 116 016 (deutschlandweite Nummer) und https://www.hilfetelefon.de/
- Der Weiße Ring: 116 006 (deutschlandweite Nummer) und https://weisser-ring.de/

Dieses Kapitel hatte viele große tiefgründige Themen – und das ist auch gut so! Aber vielleicht ist jetzt trotzdem der Moment, das Buch kurz zur Seite zu legen und einen lieben Menschen in deinem Leben anzurufen. Damit tust du sofort was für deine emotionale Gesundheit.

- **FEEL-ALL-THE-FEELINGS-HACK**
  Fühle alles. Schau hin. Nimm wahr. Das ist der erste Schritt zu mehr Resilienz.

- **AH-INTERESSANT-HACK**
  Hinschauen statt wegsehen! Beobachte deinen Körper genau, wie er reagiert.

- **ME-TIME-HACK**
  Zeit für mich – fang damit an, dir jeden Tag eine »Me-Routine« zu erarbeiten, also Zeitfenster, in denen es nur um dich und deine Bedürfnisse geht.

- **4×15-JOURNALING-HACK**
  Aus dem Kopf aufs Papier. Schreib dein belastendes Thema auf, um es aus dem Kopf zu bekommen.

- **13-MINUTES-OF-ZEN-HACK**
  13 Minuten Zen. Wenn du in Meditation einsteigen willst: Nimm dir 13 Minuten am Tag, um zu meditieren – mit welcher Technik auch immer.

- **BOX-BREATHING-HACK**
  Box-Atmung – beruhigt, entspannt und kann sogar bei Panikattacken helfen!

- **PHYSIOLOGICAL-SIGH-HACK**
  Ein physiologischer Seufzer gegen den Stress. Dazu atmest du zweimal hintereinander durch die Nase kräftig ein, ohne dazwischen auszuatmen. Erst dann atmest du die gesamte Luft wieder aus – durch den Mund und bis sie wirklich komplett raus ist.

- **10-MINUTES-IN-NATURE-HACK**
  Versuche, mindestens zehn Minuten am Tag in der Natur zu sein! Denn das macht dich glücklich und ruhiger.

- **GRATEFULNESS-HACK**
  Sei dankbar. Fokussiere dich auf die Dinge, die du hast. Denke jeden Abend vor dem Einschlafen bewusst an drei Dinge, für die du dankbar bist.
- **STOP-BLAMING-OTHER-PEOPLE-HACK**
  Übernimm selbst die Verantwortung für dein Leben!
- **3AM-CLUB-HACK**
  Drei Uhr nachts – hast du Menschen, die du dann anrufen kannst, wenn der Baum brennt?
- **THIS-IS-ME-HACK**
  Das bin ich. Erzähle etwas von dir, um andere Menschen neugierig auf dich zu machen!
- **ACT-OF-KINDNESS-HACK**
  Freundlichkeit – nimm dir vor, einen Monat lang jeden Tag ein Kompliment zu verteilen, etwas Nettes zu tun oder jemanden positiv zu überraschen.
- **MORE-HUGS-HACK**
  Umarme mehr – denn das hebt deine Stimmung, stärkt dein Immunsystem und verstärkt emotionale Bindungen.
- **KOMM-INS-OFFICE-HACK**
  Komm ins Büro – Homeoffice macht auf Dauer einsam.
- **FIND-YOUR-WHY-HACK**
  Finde heraus, was dich wirklich im Leben erfüllt. Nutze dazu zum Beispiel IKIGAI.

WHAT'S HOT

LONGEVITY-ORIENTIERTE INTERVENTIONEN

Jetzt kommen wir in einen richtig spannenden Bereich: Es geht um ganz neue Forschungen und Medikamente, die uns in Sachen Longevity vielleicht schon bald deutliche Schritte weiterbringen werden. Alle diese Interventionen haben gemein, dass sie noch nicht abschließend erforscht sind. Daher geht es hier um eine Abwägung von Chancen und Risiken, die jeder Mensch für sich selbst vornehmen muss. Wir werden dir daher keine Empfehlungen aussprechen, sondern möglichst objektiv den Status quo zu Forschung und Wirkung beschreiben. Nicht nur, weil einige der hier vorgestellten Mittel rezept- beziehungsweise apothekenpflichtig sind, solltest du vorher Rücksprache mit deinem Arzt halten oder dich von deiner Ärztin beraten lassen. Besonders wenn du zu einer dieser Personengruppen gehörst: Schwangere, Stillende und Personen, die regelmäßig Medikamente einnehmen, sowie Personen mit behandlungsbedürftigen Krankheiten.

Wir haben uns die Interventionen ausgesucht, die schon relativ breit verfügbar sind, zum Beispiel in Longevity-Zentren. Einige Interventionen sind recht kostenintensiv und daher auch nicht allen Menschen gleichermaßen zugänglich.

LONGEVITY SUPPLEMENTS

NMN UND NAD

Und was steht hinter diesen kryptischen Abkürzungen? Dafür müssen wir ein bisschen in die Biochemie eintauchen, machen es aber kurz: NMN ist ein Molekül, das ausgeschrieben Nicotinamid-Mononukleotid heißt. Es ist eine Vorstufe des anderen Moleküls Nikotinamid-Adenin-Dinukleotid (NAD), das für eine gesunde Zellfunktion verantwortlich ist, die unseren Körper vor Alterung und Krankheit schützt und gleichzeitig unsere Muskelkraft stärkt. Ein kleines Power-Paket also. NAD hilft zum Beispiel bei der Umwandlung von Nahrung in Energie, verhindert Zellschäden und unterstützt die DNA-Reparatur. Ja genau, diese beiden Moleküle sind aktiv daran beteiligt, dass unsere Zellen fit bleiben. Warum also ihren Anteil nicht über eine direkte Einnahme erhöhen und die Zellen jung halten?

Ganz so einfach ist das leider nicht. Denn ausgerechnet das hochwirksame NAD ist extrem empfindlich und instabil bei Kontakt mit Licht, Wasser oder Wärme. Es gibt zwar NAD-Drip-Infusionstherapien, doch gängig ist nach wie vor der Umweg über NMN, das dann in den Zellen in NAD umgewandelt wird. NMN ist also das »Rohmaterial«, das erst in den Zellen verfeinert und zu NAD wird, damit der Körper es so tatsächlich nutzen kann.

Wirkmechanismus und Longevity-Effekte

Mit zunehmendem Alter sinkt unser NAD-Spiegel. Gleichzeitig steigt die Menge der DNA-Schäden, ein Prozess, der als eine der Hauptursachen des Alterungsprozesses gilt. Ein zunehmend leerer NAD-Speicher in unseren Zellen schafft es irgendwann nicht mehr, gegen die immer mehr werdenden DNA-Schäden anzukommen und sie zu reparieren – und der Alterungsprozess bekommt Schwung.

Unterstützt man den Körper genau an dieser Stelle, indem man mit NMN supplementiert, um den NAD-Speicher zu füllen, tut man also theoretisch etwas für die Zellstruktur – und so für alle damit verbundenen Prozesse. Nachgewiesen wurde diese Wirkung bislang nur in Tierstudien, in welchen unter anderem die Risiken für Diabetes, Herz-Kreislauf-Erkrankungen, Alzheimer und Krebs sanken.

Hier fehlen bislang noch randomisierte, kontrollierte Studien mit validen Ergebnissen, die die Möglichkeit eines risikolosen Einsatzes bei Menschen stützen. Bisher konnten in einer kleinen Humanstudie mit 30 Teilnehmenden im Jahr 2021 auch mögliche (leichte) Nebenwirkungen identifiziert werden: So berichteten die Probandinnen und Probanden von Bauchschmerzen und Blähungen, Durchfall oder Erkrankungen der oberen Atemwege. Auf der anderen Seite traten bei einer extrem hohen Dosierung im Tierversuch über einen Zeitraum von drei Monaten keine toxischen Effekte oder gar Mortalität auf. Auch der Mythos, NAD könnte das Krebsrisiko erhöhen, lässt sich bisher nicht halten: Denn obwohl NAD an der Entstehung bestimmter Krebsarten beteiligt ist, ließen sich fortschreitende Erkrankungen durch NAD-Einnahme im Tierversuch nicht nachweisen. Man muss sich allerdings davor hüten, aus solchen Tierversuchsergebnissen weitergehende Rückschlüsse auf die Ungefährlichkeit von Substanzen für Menschen zu ziehen.

Bezugsmöglichkeiten

NMN-Produkte werden in der EU als »Novel Food/Neuartiges Lebensmittel« eingestuft und befinden sich derzeit noch im Genehmigungsverfahren. Ohne eine Zulassung als Lebensmittel darf Novel Food hier nicht verkauft werden. Diese Zulassung gibt es für NMN noch nicht. Nach EU-Recht ist der Verkauf von NMN als Nahrungsergänzungsmittel nicht erlaubt.

Dosierung

Eine optimale Dosierung ist im Moment noch schwer zu bestimmen, da die Datenlage (vor allem am Menschen) noch sehr dünn ist.

Die empfohlene Dosierung in vielen kommerziell zugänglichen Produkten liegt bei 100 bis 300 mg; andere beinhalten aber teilweise bis zu 500 mg NMN pro Kapsel. In einer Studie von 2023 wurde sogar eine Dosierung von bis zu 900 mg pro Tag als sicher für den Menschen eingeschätzt. Die Studie lief allerdings nur über einen Zeitraum von 60 Tagen. Zu guter Letzt: David Sinclair geht sogar noch weiter und nimmt morgens täglich 1000 mg NMN zu sich.

METFORMIN

Metformin ist ein Antidiabetikum, das zur Behandlung von Diabetes Typ 2 verschrieben wird. Es ist seit 1950 in der EU zugelassen und vergleichsweise gut erforscht. So senkt Metformin nachweislich den Blutzuckerspiegel.

Wirkmechanismus und Longevity-Effekte

Theoretisch hätte Metformin das Zeug zum Longevity-Allrounder! Denn eine viel beachtete retrospektive Auswertung von Patientendaten aus Großbritannien kam zum Ergebnis, dass

Studienteilnehmende *mit* Diabetes Typ 2 plus Metformin-Einnahme 15 Prozent länger lebten als Menschen *ohne* Diabetes Typ 2. Kein Wunder, dass schnell Longevity-affine Stimmen laut wurden, die für eine weitverbreitete Einnahme plädierten – hebelt dieses Medikament doch ganz offensichtlich das ansonsten deutlich höhere Sterberisiko von chronisch Erkrankten gegenüber Gesunden aus. Keine Frage: Metformin ist interessant – zumal Metformin supergünstig ist, da nicht mehr patentgeschützt. Mit den zusätzlich vermuteten Longevity-Effekten wie einem verbesserten Energiestoffwechsel, verminderter Zellalterung oder weniger oxidativem Stress eine verlockende Perspektive.

Doch ganz so einfach ist es leider nicht. Das Problem: Ein Großteil der Forschung zu Metformin hat sich bislang ausschließlich mit Diabetes-Typ-2-Erkrankten befasst. Ob daher die in diesem Kontext nachweislichen Vorteile auch auf gesunde Menschen übertragbar sind, ist noch nicht klar. Allerdings führt die American Federation for Aging Research (AFAR) gerade eine hochwertige Studie an Menschen ohne Diabetes zu dem Thema durch. Dabei werden 3000 Teilnehmende zwischen 65 und 79 Jahren täglich 1500 mg Metformin einnehmen und danach noch dreieinhalb weitere Jahre beobachtet. Man darf also gespannt sein, braucht aber noch ein bisschen Geduld.

Möglicherweise können so auch die bislang beobachteten Nebenwirkungen verifiziert werden, zu denen unter anderem immerhin bei einem Drittel der Konsumierenden Übelkeit, Magenbeschwerden und Durchfall zählen, seltener auch Kopfschmerzen oder allergische Reaktionen. Peter Attia hat selbst Metformin über Jahre hinweg eingenommen – und dann aufgehört, weil ihm einerseits die Studienlage noch zu widersprüchlich war und er gleichzeitig das Gefühl hatte, dass Metformin seine Ausdauer verschlechtert hat.

Bezugsmöglichkeiten

Metformin ist rezeptpflichtig und nur in der Apotheke erhältlich.

Dosierung

Die Studie der AFAR arbeitet mit einer Longevity-Dosierung von 1500 mg pro Tag. David Sinclair nimmt 800 mg Metformin täglich zu sich.

RAPAMYCIN

Rapamycin ist ein immunsuppresives (= immunsystemunterdrückendes) Medikament und als solches nicht ungefährlich und vor allem mit Nebenwirkungen verbunden. Es fährt die körpereigene Immunabwehr gegen Fremdkörper herunter. Das braucht man zum Beispiel nach einer Organtransplantation, damit das neue Organ vom Körper nicht abgestoßen wird. Genau dafür ist Rapamycin seit 2001 zugelassen.

2009 wurde bekannt, dass Rapamycin im Tierversuch bei Mäusen und anderen Modellorganismen die Lebenserwartung erhöht, indem es ein wichtiges Enzym (mTOR) hemmt. Dieses Enzym wird bei Erwachsenen unter anderem auch für Krebserkrankungen verantwortlich gemacht, wenn es zu aktiv ist. Außerdem wird es mit altersbedingen Erkrankungen wie Arteriosklerose oder neurodegenerativen Defekten in Verbindung gebracht.

Wirkmechanismus und Longevity-Effekte

Die Hoffnung, die sich für den menschlichen Körper daraus ableitet, ist folgende: Indem Rapamycin das Enzym mTOR hemmt, erhöht es gleichzeitig den Autophagie-Mechanismus im Körper, also die körpereigene Recycling-Funktion, die dafür sorgt, dass schädliche Strukturen zerstört und Ablagerungen abgebaut werden. Bisher ist das aber noch nicht abschließend am Menschen erforscht.

Da Rapamycin für die Behandlung von Abstoßungsreaktionen nach Organtransplantation, in der Krebstherapie und bei einigen anderen seltenen Erkrankungen eingesetzt wird, ist die Forschungslage in diesem Kontext gut. Es gibt allerdings bislang kaum Longevity-Studien mit Menschen dazu – und wenn, dann nur in Teilaspekten wie zum Beispiel Hautalterung. Einen guten Überblick zur aktuellen Forschungslage bietet eine amerikanische Studie von Mikhail V. Blagosklonny von 2023, die am Roswell Park Comprehensive Cancer Center in Buffalo, NY entstanden ist. Darin werden nicht nur die Ergebnisse der Longevity-Tierstudien zitiert, die auf potenziell verlängerte Lebenserwartung von 20 bis 60 Prozent durch Rapamycin hinweisen, sondern der Autor geht einen deutlichen Schritt weiter: So kommt er zu dem Schluss, dass Rapamycin tatsächlich ein prophylaktisches Anti-Aging-Medikament sein kann, das die frühe Entwicklung von altersbedingten Krankheiten verlangsamt.

Über die Nebenwirkungen von Rapamycin sind wir dank des Einsatzes im Zusammenhang mit Organtransplantationen gut informiert. Denn organtransplantierte Menschen müssen das Medikament lebenslang nehmen – es liegen also Langzeitstudien vor. Und die besagen, dass es zu Störungen der Blutbildung (Zellen des Immunsystems), Infektionen (durch verminderte Immunzellen), Fieber, verlangsamte Wundheilung, veränderte Blutwerte (erhöhte Fettwerte, Cholesterin, Glukose, Marker für Gewebeschäden), Magen-Darm-Beschwerden, Schmerzen oder Menstruationsstörungen kommen kann, also nicht gerade wenige Nebenwirkungen. Außerdem hemmt das Medikament auch die aufbauenden Effekte für Muskeln nach dem Training.

Bezugsquellen

Rapamycin ist rezeptpflichtig und nur in der Apotheke erhältlich.

Dosierung

Das beliebteste Einnahmeschema für Longevity-Effekte liegt derzeit bei 5 bis 7 mg einmal pro Woche. Diese Menge toleriert der Körper offenbar gut und zeigt weniger Nebenwirkungen, allerdings ist es unklar, ob diese Menge zu gering ist, um überhaupt positive Effekte haben zu können. Da in Mäusen nachgewiesen wurde, dass die Lebensdauer sich bei steigender Dosis erhöht, ist man natürlich für Menschen immer auf der Suche nach der höchsten Menge, die eingenommen werden kann, ohne dass Nebenwirkungen auftreten.

RESVERATROL

Resveratrol ist ein natürliches Antioxidans, das in der Haut von roten Trauben, in Rotwein, Beeren, und einigen Nüssen vorkommt. 2003 hat David Sinclair an der Harvard Medical School entdeckt, dass Resveratrol eine positive Wirkung auf Sirtuine hat – eine Familie multifunktionaler Enzyme, die unter anderem das Tumorwachstum unterdrücken und den Zellstoffwechsel regulieren.

Wirkmechanismus und Longevity-Effekte

Es wird vermutet, dass Resveratrol die Sirtuine aktiviert und dadurch antioxidative Eigenschaften hat und entzündungshemmend wirkt.

Funfact: In diesem Kontext wurde immer wieder vom »French paradox« gesprochen. Dabei wurde vermutet, dass die Menschen in Frankreich trotz ihrer tendenziell fetthaltigen Ernährungsweise eine relativ geringe Erkrankungswahrscheinlichkeit für kardiovaskuläre Erkrankungen hätten, weil ihr hoher Weinkonsum (und damit eine hohe Einnahme von Resveratrol) das verhindere. Inzwischen ist diese These widerlegt.

In der Humanforschung war es vor allem David Sinclair, der hier positive Ergebnisse vorgelegt hat. Er zeigte in seinen Studien zum Beispiel, dass Resveratrol in hohen Dosen angeblich den Blutdruck – und damit das Herzinfarktrisiko – um 20 Prozent senkt. Leider konnten seine Forschungen zu dem Thema bislang nicht reproduziert werden.

Inzwischen herrscht allgemeiner Konsens darüber, dass Resveratrol nicht das hält, was man sich davon versprochen hat.

Wer trotzdem darauf schwört: Resveratrol hat kaum Nebenwirkungen und die meisten Menschen vertragen es gut. Vorsicht ist lediglich im Zusammenhang mit gerinnungshemmenden Medikamenten geboten, da hier Wechselwirkungen entstehen können. Von daher gilt: unbedingt vorher medizinisch abklären und begleiten lassen!

Bezugsquellen

Resveratrol ist als Nahrungsergänzungsmittel eingestuft und daher frei verkäuflich.

Dosierung

Bislang gibt es zu Resveratrol keine eindeutigen Dosierungsempfehlungen. Die verfügbaren Produkte liegen zwischen 100 und 500 mg pro Tag, David Sinclair nimmt angeblich 1 g pro Tag. Der weltbekannte Longevity-Vorreiter Bryan Johnson nimmt übrigens kein Resveratrol mehr zu sich. Hinweis: Die Mengen, die in Beeren und Trauben vorkommen, sind so klein, dass man Unmengen davon essen müsste.

SPERMIDIN

Spermidin kommt in der Natur vor und ist in allen lebenden Organismen zu finden. Es mischt bei wesentlichen Zellfunktionen wie Wachstum oder Teilung mit und spielt für die DNA-Stabilität eine wichtige Rolle. Spermidin wurde erstmals im Sperma entdeckt (daher der Name), kommt jedoch auch in Lebensmitteln wie Weizenkeimen, Sojabohnen, Käse, Pilzen und einigen Obst- und Gemüsesorten vor.

Wirkmechanismus und Longevity-Effekte

Spermidin fördert das Recycling von Mitochondrien, also jenen Zellorganen, die für die Energieproduktion verantwortlich sind. Auch hier stammen allerdings die meisten Ergebnisse aus Studien an Tieren und Zellkulturen, wo es die Lebenserwartung verlängern konnte und einen präventiven Effekt in Sachen Fettleibigkeit, Diabetes und Bluthochdruck hatte. Eine Studie aus Österreich kommt inzwischen zu dem Ergebnis, dass spermidinreiche Ernährung auch Menschen länger jung hält. Allerdings stehen hier weitere Beweisstudien noch aus – verbunden mit der Frage, inwieweit zusätzliche Spermidin-Einnahme sinnvoll ist und welche Nebenwirkungen dann möglicherweise auftreten können.

Bezugsquellen

Spermidin ist in der EU als Nahrungsergänzungsmittel reguliert und frei verkäuflich.

Dosierung

In den verfügbaren Produkten sind Dosierungen von 1 bis 3 mg pro Tag zu finden. Vorsicht bei zu hoher Dosierung: Es gibt hier eine Beobachtungsstudie, die den Zusammenhang von einer höheren Spermidin-Konzentration und einem erhöhten Schlaganfallrisiko zeigt. Weitere Studien werden benötigt, um zu zeigen, ab wann eine Dosis zu hoch ist.

Ein paar Esslöffel Weizenkeime über das Müsli zu geben, funktioniert alternativ und ist in Sachen Volumen/Kosten unschlagbar.

DIE »ABNEHMSPRITZE« OZEMPIC & CO.

Spätestens seitdem Prominente wie Robbie Williams, Elon Musk oder Lady Gaga sich dazu bekannt haben, eine sogenannte Abnehmspritze zu nehmen, ist das Medikament gesellschaftsfähig. In den sozialen Medien belegen das allein 350 Millionen Hashtags auf TikTok (2022) – und zahlreiche Influencerinnen und Influencer zu diesem Thema. Woher rührt dieser Erfolg eines Medikamentes, das eigentlich für Menschen entwickelt wurde, die unter Diabetes Typ 2 leiden?

Wirkmechanismus und Longevity-Effekte

Die Abnehmspritze gehört zur Gruppe der GLP-1-Rezeptoragonisten, dic unter anderem die natürliche Magenentleerung verlangsamen und so das Sättigungsgefühl erhöhen. Sie wurden vor längerer Zeit erstmals als Medikament für Diabetes Typ 2 zugelassen. Außerdem hemmen sie die Hungerzentren im Gehirn. Einzelne Produkte sind zur Adipositasbehandlung zugelassen. Daher auch der Name »Abnehmspritze«. Die Spritze

- erleichtert den Fettabbau bei Menschen, die es mit anderen Methoden nicht geschafft haben, Fett abzubauen. Damit ist sie ein wirksames Mittel gegen Diabetes und wirkt durch den Abbau von Fett auch gegen Herz-Kreislauf-Erkrankungen.
- könnte nach den Daten der SELECT-Studie des Herstellers Novo Nordisk aus dem Jahr 2023 das Herz-Kreislauf-Risiko um 20 Prozent reduzieren.

- scheint auch zur Behandlung von Suchterkrankungen in Zukunft eine Option zu sein.

Wo ist der Haken? Beginnen wir mit der Verfügbarkeit: Wenn immer mehr Menschen die Abnehmspritze wollen, könnte es zu Lieferengpässen kommen, unter denen dann an Diabetes Erkrankte leiden, die dieses Medikament dringend brauchen. Beim Geld wird's ebenfalls schwierig: Die Krankenkassen in Deutschland übernehmen die vollständigen Kosten für die Spritze nur bei Diabetes Typ 2. Selbst bei Adipositas finanzieren sie ausschließlich bei Verschreibung und medizinischer Indikation durch niedergelassene Arztpraxen, und nur für Menschen mit einem BMI ≥ 30 oder ≥ 27 mit gewichtsbedingten Begleiterkrankungen. Und das Selberzahlen kann teuer werden: Zwischen 2000 und 4000 Euro werden jährlich fällig – abhängig von Produkt und Dosierung. Die Deutsche Adipositas-Gesellschaft setzt sich daher für Kostenübernahme ein, wenn andere Fettabbau-Optionen nicht wirksam und medizinisch angezeigt sind.

Es gibt allerdings auch ethische Überlegungen: Denn durch die Spritzen könnte die wichtige Body-positive-Bewegung gegen das Fat-Shaming wieder ausgehebelt werden, was erneut zu mehr Diskriminierung und Vorurteilen führen könnte. Für die Betroffenen ein Albtraum – und für unsere Gesellschaft eine potenziell gefährliche Spaltung.

Bleiben noch die Nebenwirkungen, die in diesem Fall gut erforscht und bekannt sind: Sehr häufig leiden Menschen bei Ozempic-Medikation, also dem Marktführer unter den Abnehmspritzen, unter Übelkeit und Durchfall. Oft kommen auch Erbrechen, verminderter Appetit, Schwindel, Erschöpfung, Gallensteine, Gastritis oder andere Erkrankungen des Magen-Darm-Trakts dazu – bis hin zu Bauchspeicheldrüsenentzündung, Darmverschluss oder Magenlähmung. Über das Krebsrisiko gibt es noch keine gesicherten Daten, aber ein optisches Phänomen wird immer wieder beobachtet: das »Ozempic face«, ein markant eingefallenes Gesicht durch den rapiden Gewichtsverlust.

Wichtig zu wissen: Da das Medikament in dieser Indikation noch nicht so lange auf dem Markt ist, gibt es auch noch keine Langzeitdaten in dieser Indikation – ein potenzieller Risikofaktor, gerade auch für Jugendliche.

Der Adipositas-Experte Andres Acosta der Mayo Clinic in Minnesota stellt zu Recht fest: »Wir wissen schließlich gar nicht, was diese Medikamente mit ihrem Körper anstellen, wenn sie diese Krankheit (Diabetes) gar nicht haben.«

Die Abnehmspritze ist eine mögliche Lösung für Menschen, die schon sehr viel für das Thema Fettabbau ausprobiert haben und einfach keinen Erfolg hatten oder einen Anfangs-Support brauchen. Wichtig: immer vorher ärztlich beraten lassen und mit Lifestyle-Anpassungen flankieren!

Bezugsquellen

Die Abnehmspritze gibt es nur auf Rezept und in Apotheken.

Dosierung

Das Medikament wird subkutan injiziert (im Bauch, Oberschenkel oder Oberarm), je nach Hersteller täglich oder wöchentlich, das kann man selbst machen.

LONGEVITY TREATMENTS

Nachfolgend stellen wir dir noch einige Treatments vor, die teilweise wirklich speziell und für echte Longevity-Nerds sind.

HYPERBARE SAUERSTOFFTHERAPIE (HBOT)

HBOT ist eine medizinische Behandlung mit 100 Prozent Sauerstoff. Um ihn einzuatmen, muss man in eine spezielle Druckkammer. Nach Tauchunfällen ist das eine typische Behandlung, aber auch bei Kohlenmonoxidvergiftungen, Wundheilungsstörungen oder Wundinfektionen.

Wirkmechanismus und Longevity-Effekte

HBOT erhöht die Verfügbarkeit von Sauerstoff im Körper. Die Zellen brauchen Sauerstoff, werden jedoch mit zunehmendem Alter immer schlechter damit versorgt, weil der Körper ihn nicht mehr so effizient transportieren kann. Die Behandlung mit HBOT kann also die Zellen unterstützen. Gleichzeitig soll sie zum Beispiel auch die Hautalterung verlangsamen, das Immunsystem und die Herz-Kreislauf-Funktion stärken – und durch vermehrten Blutdurchfluss im Gehirn die kognitiven Fähigkeiten pushen.

Bezugsquellen

Hier wird's kompliziert, denn das Ganze ist mit hohen Kosten verbunden. Die Behandlung kann nur in spezialisierten Einrichtungen erfolgen und kostet pro Sitzung mindestens 300 Euro.

INTERVALL HYPEROXIE HYPOXIE TRAINING (IHHT)

IHHT ist eine Form der Atemtherapie, bei der Menschen im Wechsel einer Umgebung mit niedrigem Sauerstoffgehalt und einer mit hohem Sauerstoffgehalt ausgesetzt werden. Dadurch soll der Körper anpassungsfähiger werden - zum Beispiel an große Höhen. Die Studienlage hierzu ist aber noch nicht besonders gut.

Wirkmechanismus und Longevity-Effekte

Das Ganze wirkt wie eine Art Blutdoping, da durch IHHT die Bildung der roten Blutkörperchen angeregt wird. Das wiederum sorgt im Körper dafür, dass Sauerstoff langfristig besser aufgenommen und in die Zellen transportiert werden kann. Gut versorgte und intakte Zellen werden mit Longevity assoziiert. Die Behandlung soll auch positiv auf die kognitiven Fähigkeiten, den Stoffwechsel und die Leistungsfähigkeit einzahlen.

Bezugsquellen

Zum Beispiel in speziellen Longevity-Zentren. Eine Anwendung kostet ca. 50 Euro.

DRIPS

Mit Drips (auf Deutsch »Tropfen«) bezeichnet man intravenöse Treatments, die in hoher Konzentration Vitamine und Mineralstoffe in den Blutkreislauf bringen, weil das schneller geht als über Supplements.

Wirkmechanismus und Longevity-Effekte

Es handelt sich um eine interessante Option, hohe Mengen beispielsweise von Nährstoffen schnell ins Blut zu bekommen, etwa bei einem starken Nährstoffmangel. Es ist aber noch nicht bei allen Nährstoffen final nachgewiesen, ob das vom Körper in dieser hohen Konzentration aufgenommen werden kann.

Bezugsquellen

Unterschiedliche Anbieter (wichtig: Seriosität des Anbieters beachten!), pro Infusion mit Kosten zwischen 80 und 170 Euro verbunden.

FAZIT: ES BLEIBT SPANNEND!

Ist es nicht aufregend, was in diesem Bereich alles passiert? Wir wollen auf unserem Weg offen für Neues sein und versuchen gerne immer mal wieder neue Treatments, die zu unseren Themen und unserem Risikoprofil passen – und testen sie. Und wir sind gespannt, was sich noch alles tun wird!

Unsere verrücktesten Hot-Topic-Longevity-Erlebnisse

KATI *Mein verrücktestes Erlebnis war mein einwöchiger Aufenthalt in einem Zentrum, wo ich im Rahmen eines Programmes viele Longevity-Behandlungen kompakt erleben durfte: von Höhentraining bis Gehirnwellenstimulation war alles dabei – war superspannend, das zu probieren.*

KRISTINE *Mein interessantestes Erlebnis war das Höhentraining (IHHT). Man kann auf einem kleinen Bildschirm mitverfolgen, wie die Herzfrequenz reagiert, wenn der Sauerstoff dünner beziehungsweise dichter wird. Und das, obwohl man still daliegt. Ich fand es zwar interessant, das auszuprobieren, ein fester Bestandteil meiner Routine ist es aber nicht geworden – es ist einfach nicht so leicht verfügbar, dauert lang, kostet viel und die positiven Folgen sind unklar.*

THE END ... OR THE BEGINNING – WIE ES JETZT WEITERGEHT

Gratulation! Du hast es geschafft und bist bis hierhergekommen. Du hast viel über Longevity-optimierte Ernährung gelernt, bist tief in das Thema Bewegung und Sport eingestiegen, weißt nun, warum Schlaf und Erholung so wichtig für dich sind – und wie entscheidend auch deine emotionale Gesundheit für deinen persönlichen Weg ist. Konnten wir dich anstecken mit unserer Begeisterung für einen Lifestyle of Longevity? Verstehst du jetzt, warum wir dieses Thema mit Leidenschaft leben und so viele Menschen wie möglich auf die Reise mitnehmen möchten?

Für dich fängt diese Reise möglicherweise jetzt an. Und wir freuen uns auf den Austausch mit dir: deine Erfahrungen, deine Erfolge und Misserfolge (gehört auch dazu!).

Hier bleibst du auf dem Laufenden:

- Podcast *Lifestyle of Longevity*, erscheint regelmäßig auf allen bekannten Streaming-Plattformen
- Instagram Kati: @mrs.kati.ernst
- Instagram Kristine: @zweizeller
- Kati auf LinkedIn
- Kristine auf LinkedIn

SCAN ME

SCAN ME

Und ja, auf jeder Reise gibt es auch schlechte Tage, das ist ganz normal. Wir haben genau das Gleiche erlebt und kennen das nur zu gut. Versuch einfach am nächsten Tag weiterzumachen.

Der Anfang kann schwer sein, vor allem bei der Fülle von

Möglichkeiten und Maßnahmen. Unser Tipp, wenn du dich zuerst – aber auch im Laufe deiner Reise – überfordert fühlst: Arbeite mit der Longevity Bucket List. Suche dir dort Themen aus, die dir am Anfang am leichtesten fallen. Und nimm dir nur wenige (maximal drei) für den Anfang vor. Gehe so auch mit unseren vielen kleinen konkreten Hacks vor – du musst (und kannst) sie nicht alle auf einmal durchziehen. Das schafft niemand!

Wenn du kannst, suche dir einen Longevity-Buddy. Es ist einfach viel schöner, das alles gemeinsam zu erleben. Das kennen wir auch. Und immer wieder kommt es vor, dass wir uns gegenseitig motivieren, wenn eine von uns mal einen Durchhänger hat. Gemeinsam könnt ihr euch dann die vielen Lifestyle-of-Longevity-Ideen vornehmen und eure individuellen Reisen planen. Macht nicht zu viel auf einmal, so verlockend manches vielleicht klingen mag, aber es geht ums Dranbleiben, und das klappt nur Schritt für Schritt.

Natürlich wissen wir, dass ständig neue Erkenntnisse zu Longevity veröffentlicht werden und immer neue, spannende Treatments und Produkte dazukommen. Und wir versprechen dir: Das behalten wir alles im Auge – schließlich interessiert es uns auch! Immer wenn wir etwas wichtiges Neues erfahren, werden wir dazu auch Podcasts machen, die kannst du dir dann ganz einfach anhören.

Und was haben wir jetzt vor? Was sind unsere neuen Longevity Challenges? Zum Beispiel möchten wir in Sachen Mobility und Stressmanagement Neues erfahren und ausprobieren (Kati) – und endlich einen Handstand lernen und einen Einblick in unsere Genetik bekommen (Kristine). Wir freuen uns riesig darauf und werden dir von unseren Fortschritten berichten.

Deine Kati und Kristine

UNSER DANK GEHT AN

unsere Ehemänner, unsere Eltern und Geschwister, unser gesamtes *ooia*-Team, Charlotte Diedrich, Sarah Bruhlheide, Sophie Nagele, Max Barde, Julia Leuchtenberger-Kohr, Sophie Chung, Anne Latz, Isa Sonnenfeld, Beate Brombacher, Susan Weitz, Simone Kreyer, Sheila de Liz, Jannis Bandorski, Thiemo Osterhaus, Christiane von Hardenberg, Verena Pausder, Carola Kupfer.

Danke, dass ihr unsere Cheerleader seid und so viel mehr!

LITERATUR UND ABBILDUNGSVERZEICHNIS

SCAN ME

ZUSATZMATERIAL

SCAN ME